Inge Christine Schuler

ERFOLGREICH SELBSTÄNDIG ALS HEILPRAKTIKERIN FÜR PSYCHOTHERAPIE

STEUERN, BUCHFÜHRUNG, VERSICHERUNGEN & VERSCHIEDENE TÄTIGKEITEN

Erfolgreich selbständig als Heilpraktikerin für Psychotherapie – Band 2: Steuern, Buchführung, Versicherungen und verschiedene Tätigkeiten

1. Auflage

Hinweis: Die Inhalte dieses Ratgebers sind allgemeiner Art. Sie wurden mit größter Sorgfalt recherchiert und stellen keine Steuer- oder Rechtsberatung dar. Die gesetzlichen Bestimmungen, welche die freiberufliche Tätigkeit in therapeutischen Berufen regeln, und insbesondere das Steuerrecht, sind häufigen Änderungen unterworfen. Daher kann die Autorin keine Haftung für die Richtigkeit, Vollständigkeit und Aktualität der bereit gestellten Informationen übernehmen. Die Angaben sind vorbehaltlich von Aktualisierungen zu verstehen und von jeder Gewährleistung ausgenommen. Der vorliegende Ratgeber soll und kann keine professionelle und individuelle Beratung durch eine SteuerberaterIn, RechtsanwältIn, Versicherungskauffrau und entsprechende Fachberufe und Institutionen, Berufsverbände oder ein bedarfsgerecht zugeschnittenes Gründungscoaching ersetzen.

Cover: © unter Verwendung CC0 Lizenz eines Fotos

von Pixabay Create Commons

Satz: Die Buchhandwerker (http://www.buchhandwerker.de/)

Textsatz mit LaTeX

ISBN-13: 978-1976177903
ISBN-10: 1976177901

»Die Unkenntnis der
Steuergesetze befreit nicht
von der Pflicht zum
Steuerzahlen.
Die Kenntnis aber häufig.«

Meyer A. Rothschild, Bankier

»Sicher: Einstein hätte unser
Steuersystem kapiert.
Unsicher: Wäre ihm noch
Zeit geblieben für seine
Relativitätstheorie?«

Josef Bordat, Philosoph

Inhaltsverzeichnis

Klein U-Regelg 43

VORWORT

Niemals hätte ich vor einigen Jahrzehnten gedacht, wie nützlich mir meine ersten Berufsjahre in der Finanzverwaltung noch sein würden. Obwohl ich schnell merkte, dass mich diese Profession niemals erfüllen würde und ich durch verschiedene Wegweisungen erkannte, dass meine Begabungen in der therapeutischen Arbeit liegen, bin ich überaus dankbar für das profunde Wissen, das mir durch meine Erstausbildung zuteil wurde und mir sowohl hinsichtlich der eigenen Praxisführung als auch bei der Begleitung meiner Coachees in die ersten Schritte der Selbständigkeit über all die Jahre bis heute so gute Dienste leistet. Dieses Buch hätte wohl ohne den vorhandenen Hintergrund nicht entstehen können. Als besonders vorteilhaft empfinde ich den Aspekt, dass es mir durch meinen beruflichen Weg möglich wurde, das gesamte Steuerthema aus behördlicher und zugleich aus der Sicht der FreiberuflerIn betrachten zu können. Rückblickend bin ich erstaunt, wie es sich wieder einmal zeigt, dass der persönliche Lebensweg einem oftmals verborgenen Plan folgt, um erst später seinen offensichtlichen Sinn zu enthüllen. Alles scheint einer einzigartigen Choreografie zu folgen, und die Puzzleteile ergeben schließlich im besten Fall im fortgeschrittenen Lebensalter ein Ganzes.

Der vorliegende Band ist Teil einer Reihe von praxisorientierten Leitfäden zu unterschiedlichen Themen rund um die Existenzgründung und Praxisführung, die sowohl Sie als angehende TherapeutIn bei Ihren ersten Schritten in die Selbständigkeit begleiten, andererseits bereits erfahrenere TherapeutInnen dabei unterstützen möchten, ihren Erfolg zu optimieren und rechtssicher zu handeln. Das Konzept dahinter: Anders als bei vielen Existenzgründungsbüchern ist dieses genau auf die Berufsgruppe der HeilpraktikerInnen für Psychotherapie und der angrenzende Berufe zugeschnitten. Die Mehrbände-Idee eröffnet Ihnen die Option, nur die Teile zu erwerben und durchzuarbeiten, die Sie auch wirklich brauchen. Mir erlaubt die Aufteilung in einzelne Bände, Sie nicht nur oberflächlich mit einzelnen Themen und Sachverhalten vertraut zu machen. Gleichzeitig ist es mir wichtig, Ihnen auch komplexere Zusammenhänge - in diesem Band wird der Fokus auf dem Thema »Steuern und Co« liegen – dennoch so kompakt und einfach wie möglich nahe zu bringen und die gelegentlich schwierige Materie kurzweilig und praxisnah zu vermitteln. Ich hoffe, das gelingt mir!

Eine Anmerkung zum Schreibstil: Ihnen wird sicher schon aufgefallen sein, dass ich Sie durchgängig in der »...In«-Form anspreche. Ich nutze diese Anrede bewusst als psychologisches Moment, selbst wenn es grammatikalisch mal etwas quietscht, um auch sprachlich das prozentuale Verhältnis zwischen Männern und Frauen abzubilden, das im Berufsfeld der HeilpraktikerInnen für Psychotherapie und der angrenzenden Professionen herrscht. Denn sowohl die TherapeutInnen als auch die KlientInnen sind zumeist weiblich. Selbstverständlich sind die männlichen Leser mit dieser Anrede gleichermaßen gemeint.

Und ein weiterer Hinweis: Um wichtige Informationen für sie »griffig« und übersichtlich zu gestalten, habe ich einige Abbildungen im Tabellenformat erstellt. Was im Printbook wunderbar aussieht, ist leider in der besonderen Formatierung eines Ebooks nicht ganz so leicht herstellbar. Deshalb bitte ich Sie, liebe LeserIn, über den Umstand einer möglichen leicht eingeschränkten Lesbarkeit hinwegzusehen. Mir ist es wichtig, Ihnen den vollen Inhalt anzubieten und die Tabellen für das Ebook nicht deswegen zu entfernen.

Ich wünsche Ihnen viel Freude bei der Lektüre, eine Reihe von »Ahas«, einen guten Praxisstart und eine kontinuierlich wachsende und dauerhaft erfolgreiche Praxis.

Inge Christine Schuler

EINLEITUNG

Mit bestandener Kenntnisprüfung erfüllt sich für Sie sicherlich der lange gehegte Traum einer sinnvollen und erfüllenden Tätigkeit in eigener Praxis. Dieses Gefühl ist mir, wenn ich an meine damalige Gründung zu Zeiten des Milleniumswechsels zurückdenke, sehr vertraut. Heute begleite ich HeilpraktikerInnen für Psychotherapie durch die Überprüfung beim Gesundheitsamt, beim Erlangen von fachlichen Qualifikationen und darüber hinaus in der Phase der Existenzgründung bzw. bei später aktuell auftretenden Fragen im Zusammenhang mit der Praxisführung und der »unternehmerischen Persönlichkeitsbildung«. Immer wieder sehe ich mit Freude, wie enthusiastisch und initiativ die StarterInnen sind, solange es sich um den inhaltlichen Teil ihrer neuen Tätigkeit dreht. Sie machen unzählige Fort- und Weiterbildungen, arbeiten an sich selbst, haben klare Visionen, sprühen vor guten Ideen und finden neue Zielgruppen. Im Gegensatz dazu fällt mir nicht selten auf, wie zögerlich und mit welch geringem rechtlichen, steuerlich relevanten und organisatorischen Wissen sich viele VertreterInnen gerade der sozialen und therapeutischen Professionen an den Start heranwagen. SteuerberaterInnen können von diesem Phänomen ebenfalls ein Lied singen. Dabei ist, um eine (Teil-)Freiberuflichkeit zu verwirklichen und auf gesunde Beine zu stellen sowie zu expandieren, neben der persönlichen und fachlichen Qualifikation, grundlegendes Wissen über rechtliche, finanzielle und organisatorische Aspekte zwingend erforderlich. Viele StarterInnen scheinen gelinde gesagt etwas in den Wolken zu schweben und sich beim Start in ihre Selbständigkeit relativ schwer zu tun mit den neuen Aufgaben und Strukturen, die jenseits der therapeutischen Qualitäten liegen. Ich finde das verständlich, ist doch die Tätigkeit mit Menschen in Therapie und Beratung so anders als der Umgang mit Steuern, Recht und Co. Während die Begleitung von Menschen neben weitreichendem fachlichen Wissen ein Großteil an nicht mess- und verifizierbaren Fähigkeiten wie Gespür und Intuition verlangt und freies, kreatives und manchmal unkonventionelles Handeln geboten ist, verhält sich die Materie Steuern völlig konträr dazu. Die Steuerangelegenheiten betreffend gibt es klare, nicht verschiebbare Richtlinien und Vorgehensweisen sowie umfangreiche und sich ständig ändernde Details und Feinheiten. Bei Verstößen gegen steuerliche Regeln ist mit Konsequenzen zu rechnen. Mit einem Augenzwinkern rate ich Ihnen daher, nicht zu kreativ zu sein und keine therapeutisch gültigen Maßstäbe auf Ihren Umgang mit dem Thema »Steuern« und »Finanzamt« anwenden zu wollen. Die Materie Steuern macht etwa erforderlich, was, sagen wir mal, für viele HeilberuflerInnen einen (spannenden) neuen Bereich und vielleicht ein vernachlässigtes Entwicklungspotential darstellen könnte: Den Umgang mit festen Strukturen und die Auslotung, wieviel (rechtlich vertretbarer) Spielraum möglich ist. (Ist das nicht schon wieder fast »therapeutisch«?)

Band 2 spannt einen Bogen über drei äußerst praxisrelevante Themenbereiche: Steuern Buchführung und Gewinnermittlung, Versicherungen und verschiedene Tätigkeiten. Und zwar so verständlich wie möglich und mit so wenig »Fachchinesisch« wie nötig.

Sie erfahren,

- was Sie zu Beginn Ihrer Tätigkeit veranlassen müssen
- Tipps zur Entscheidung, ob Sie eine steuerliche VertreterIn wählen oder nicht
- was Betriebsausgaben und Betriebseinnahmen sind
- welche Steuern Sie zahlen müssen
- wie Sie eine Gewinn- und Verlust-Rechnung erstellen
- und wie Sie optimal mit dem Finanzamt kommunizieren.

Sie bekommen Informationen dazu,

- wie sie steuertechnisch mit verschiedenen Einkunftsarten oder einer Teilselbständigkeit umgehen, z.B. weil Sie weiterhin angestellt tätig bleiben, zusätzlich Coaching oder Wellnessleistungen anbieten oder etwas verkaufen.

Darüber hinaus erhalten Sie wichtige Hinweise

- über notwendige und sinnvolle Versicherungen im Zusammenhang mit Ihrer Praxistätigkeit

und einiges mehr.

Viele Beispiele, die sich speziell auf die Bedürfnisse der HeilpraktikerInnen für Psychotherapie und der angrenzenden Berufe beziehen, erleichtern Ihnen die Umsetzung in die Praxis. Packen Sie die Auseinandersetzung mit der neuen Materie beherzt und tatkräftig an und seien Sie sich gewiss, dass Ihnen die mit Ihren steuerlichen Pflichten verbundenen Aufgaben, je kompetenter Sie werden, umso leichter von der Hand gehen können. Diese gute Erfahrung kennen Sie sicherlich aus anderen Gebieten oder Phasen in Ihrem Leben, in denen Sie schließlich Fähigkeiten erworben haben, die Sie sich zuvor nicht zutrauten – und kaum ist die Blockade, der Widerstand aufgelöst und das neue erworbene Können und Wissen integriert, kann es fließen – und Sie können wachsen.

TEIL I: STEUERN, BUCHFÜHRUNG & GEWINNERMITTLUNG

DIE STEUERLICHE SITUATION SELBSTÄNDIGER

Der Respekt vor komplizierten Buchführungsanforderungen und Aufzeichnungspflichten trägt mit dazu bei, dass viele Menschen den Schritt in die Selbstständigkeit nicht wagen. Das Thema »Steuern« sei »eine Wissenschaft für sich« oder »ein Buch mit sieben Siegeln«, argumentieren sie. Selbst Albert Einstein sagte: »Um eine Einkommensteuererklärung abgeben zu können, muss man Philosoph sein. Für einen Mathematiker ist es zu schwierig.«

Dabei ist es gar nicht unbedingt sooooo schwierig, zumindest nicht für Sie als FreiberuflerIn. Nur Mut! Auch wenn PraxisgründerInnen über die eigentlichen Kernkompetenzen hinaus in vielen Belangen fit sein müssen und sich wahrscheinlich fragen, wie alles unter einen Hut zu bringen ist, lohnt es sich, sich mit dieser Materie intensiv zu beschäftigen, selbst oder gerade wenn vieles für Sie noch relatives Neuland sein sollte. Wenn Sie unternehmerisch klug und umsichtig handeln und Ihre Vision von der eigenen Praxis auf stabile Beine stellen wollen, ist gerade Steuerwissen eine maßgebliche Grundlage. Denn ganz egal, ob Sie vorhaben, Ihre Steuererklärung selbst zu machen oder sich von professionellen BeraterInnen helfen lassen wollen – Basics in steuerlichen Belangen brauchen Sie allemal, denn Steuer-Grundkenntnisse sind nun einmal Voraussetzung für eigenständige, souveräne Geschäftsentscheidungen.

Anders als Angestellte, bei denen die Lohn- bzw. Einkommensteuer monatlich vom Gehalt abgezogen und an das Finanzamt abgeführt wird, müssen Sie sich als Selbständige um Ihre Steuerangelegenheiten selbst kümmern. Das heißt, Sie müssen sich darüber informieren, welche Steuern zu zahlen, welche Steuererklärungen abzugeben und wann diese fällig sind. Und schließlich sind Sie verpflichtet, Ihre Steuererklärung selbst bzw. durch eine VertreterIn beim Finanzamt einzureichen. Gerade wenn Sie aus dem Angestelltenstatus kommen, wo es Ihnen – von bestimmten Ausnahmen abgesehen – freigestellt ist, eine Steuererklärung abzugeben, ist diese umfassende Pflicht neu.

Auch wenn auf Sie in Steuersachen vergleichsweise mehr Arbeit zukommt als auf Angestellte, gibt es für Sie durch Ihren neuen Status auch ein Plus: Als FreiberuflerIn haben Sie deutlich mehr steuerlichen Gestaltungsspielraum, den Sie umso besser ausschöpfen können, je mehr Sie die steuerlichen Spielregeln beherrschen. Es geht schließlich um Ihr Geld, und durch Ihr neues Wissen können Sie Ihre Steuerbelastung gezielt senken. Und: Wenn Sie mit Ihren Steuerangelegenheiten auf dem Laufenden sind, sind Sie jederzeit darüber im Bilde, wie es in finanzieller Hinsicht um Ihre Praxis bestellt ist. So können Sie ungünstigen Entwicklungen schnell entgegensteuern.

Im Weiteren erhalten Sie sowohl Informationen über die unternehmerischen wie auch die privaten Aspekte der Steuererklärung.

STEUERN SELBST MACHEN ODER NICHT?

Diese Frage lässt sich nicht mit einem einfachen »Ja« oder »Nein« beantworten. Ob Sie sich ganz allein durch den »Steuerdschungel« schlagen oder sich fachkundig unterstützen lassen, liegt bei Ihnen und ist im Wesentlichen abhängig von Ihrer Bereitschaft zur Auseinandersetzung mit der »Steuerwelt«, Ihren Vorkenntnissen und Ihren geplanten betrieblichen Aktivitäten. Eine nebenberufliche Praxisgründung mit wenigen Therapiestunden in der Woche kann sicherlich eher leichter in Eigenregie überschaut werden als z.B. die Gründung einer Vollzeitpraxis oder eines Therapie- und Seminarzentrums.

Es gibt keine rechtliche Verpflichtung zur Beauftragung einer SteuerberaterIn. Die Sache Profis zu übergeben macht jedoch dann Sinn, wenn Sie die

Komplexität der Materie scheuen, Ihr eigenes Fachwissen gering ist und der Zeitaufwand, den Sie für eine Einarbeitung in die Materie benötigen würden, sehr hoch wäre. Denn betriebswirtschaftlich wäre es unsinnig, Ihre kostbare Arbeitszeit und Ihre Aufmerksamkeit für etwas zu verwenden, was andere bis ins Detail gelernt haben und einfach besser können. Sie sollten stattdessen Ihren Schwerpunkt auf die eigenen Kernkompetenzen legen: die therapeutische oder beraterische Tätigkeit. Einerseits kostet das zwar, doch macht diese Möglichkeit andererseits Platz dafür, Ihre Kreativität wirklich in den Bereichen einzusetzen, in denen Sie inhaltlich arbeiten und aktiv Einkommen generieren können.

Viele ExistenzgründerInnen vertreten den Standpunkt: »Erst einmal spare ich mir das Geld für die SteuerexpertIn und ziehe eventuell später jemanden hinzu, wenn sich die Praxis weiter entwickelt hat«. Bedenken Sie hierbei: Selbst wenn die Kosten für eine Steuerberatung erst einmal schmerzen, könnten Sie unterm Strich durch Ihre Einstellung sogar Geld verlieren, denn Sie könnten durch das Selbstmachen Steuervorteile übersehen und mit Ihren Angaben falsche Weichen stellen. Sollten Sie sich dafür entscheiden, eine SteuerberaterIn zu engagieren, wäre es ideal, wenn diese Sie branchenspezifisch beraten kann und entsprechende Erfahrung vorweisen kann, z.B. weil sie sich durch besondere Fort- oder Weiterbildungen auf den Heilbereich spezialisiert hat bzw. bereits eine Reihe von HeilberuflerInnen vertritt.

SteuerberaterInnen rechnen übrigens nach einer eigenen Vergütungsordnung ab, jedoch besteht innerhalb des Gebührenwerks ein erheblicher Gestaltungsspielraum. Die Höhe der Rechnung ist in den meisten Fällen abhängig von Ihren Einnahmen, Ihrem Vermögen oder dem Umsatz und entspricht in etwa Ihrer finanziellen Leistungsfähigkeit.

Auch dann, wenn Sie Ihre Steuerunterlagen Fachleuten übergeben, versteht es sich von selbst, sich einige Grundlagen des Steuerrechts anzueignen und dessen Grundzüge zu verstehen. Denn Sie müssen, selbst wenn Sie Ihre Unterlagen der SteuerberaterIn übergeben, die richtigen Fragen stellen können. Die SteuerberaterIn arbeitet mit dem, was Sie ihr bringen. Es ist nicht unbedingt ihre Aufgabe, Ihnen alle möglichen Steuervorteile ins

Blaue hinein aufzuzeigen und für Sie das Beste herauszuholen, vor allem dann nicht, wenn sie gar nicht weiß, welche Situation bei Ihnen herrscht, welche Überlegungen Sie haben und was Sie wissen möchten.

Übrigens: Eine Lösung und kostengünstige Alternative, die zwischen dem Selbstmachen und der Beauftragung von Profis liegt, ist, sich bei einer SteuerberaterIn hinsichtlich Ihrer offenen Gründungs- und steuerlichen Fragen vor und während der Gründungsphase sowie später bei im laufenden Praxisbetrieb auftauchenden steuerlichen Fragen auf Stundenbasis beraten zu lassen. Mittlerweile gibt es zudem eine Reihe von Online-Unternehmen, die für sehr günstige Preise einen Buchhaltungsservice, Hilfe bei der Einnahmen-Überschuss-Abrechnung, die Überprüfung des Steuerbescheids, die Plausibilitätsprüfung Ihrer Angaben und bedarfsgerechte steuerliche Beratung anbieten. Bei diesem Modell können Sie diejenigen Teilbereiche, die Sie überschauen können, selbst machen, bei kniffligen Themen hilft dann die Fachperson. Die Kosten unterscheiden sich deutlich von einem festen Mandat und beginnen bei rund 30 Euro pro Monat für das kleinste Paket. Informieren Sie sich im Internet über eine Suche mit dem Schlagwort »Online Steuerberatung«, ob eine solche Hilfe für Sie in Frage kommen könnte.

»ELSTER« - ELEKTRONISCHE STEUERERKLÄRUNG

Die Finanzämter stellen Anleitungen zum Ausfüllen der Steuererklärung und alle anderen Vordrucke, Einnahmeüberschussrechnungen und Umsatzsteuererklärungen auf der Webseite www.elster.de zur Verfügung. Steuerpflichtige Selbständige müssen ihre Steuererklärungen auf elektronischem Weg beim Finanzamt abgeben. Die Finanzverwaltung bietet dazu kostenlos die Software »ElsterFormular« an. Allerdings sind viele AnwenderInnen mit Elster völlig überfordert, da dieses Programm eine reine Ausfüllsoftware ohne steuerberatende Funktionalität oder sonstige besondere Hilfen darstellt.

KOMMERZIELLE STEUERSOFTWARE

Greifen Sie daher, wenn Sie Ihre Steuererklärung selbst machen möchten, besser zu kommerziellen Alternativen. Um es gleich vorweg zu sagen: Nein, eine SteuerberaterIn können die hier besprochenen Steuer- und Buchhaltungsprogramme zumeist nicht ersetzen, vor allem dann nicht, wenn es sich um komplexere Themen und Zusammenhänge handelt. Dennoch, die Leistungen der Software-Angebote gehen weit über das einfache Ausfüllen von Steuerformularen hinaus. Gute Steuersoftware vermittelt Ihnen basales steuerliches Know-How, und dieses ist bares Geld wert. Doch trotzdem sollten Sie sich, bevor Sie Ihre Steuererklärung mit einem Programm ausfüllen, ein gewisses Grundwissen angeeignet haben, z.B. durch dieses Buch. Mit einer entsprechenden Vorinformation treffen Sie dann bei der Arbeit im Programm nicht ständig auf »böhmische Dörfer«.

Vorweg sei gesagt, dass es zwei unterschiedliche Arten von Steuersoftware gibt: zum einen Desktop-Programme und zum anderen Cloud-Lösungen, die im Browser laufen. Zur ersten Kategorie zählt Software, die Sie entweder als Download oder auf Datenträger kaufen und installieren müssen. Bei Online-Lösungen machen Sie Ihre gesamten Eingaben im Browser. NutzerInnen solcher Lösungen sollten sich aber bewusst machen, dass dann sensible Steuerdaten in der Cloud gespeichert werden. Sie müssen sich bei dieser Alternative auf die datenschutzrechtlichen Versprechen der Anbieter verlassen. Dafür sparen sie Zeit und Geld, denn Installation und Updates sind nicht erforderlich, und Sie benötigen keine Festplattenkapazitäten. Etliche Programme können Sie zunächst kostenfrei testen, bevor Sie sich für einen Kauf entscheiden. Als FreiberuflerIn sollten Sie auf jeden Fall zu einer höherwertigen Software greifen. Durch die in diesen Programmen vorhandene Elster-Schnittstelle können Sie Ihre Erklärung mit allen nötigen Anlagen nach Fertigstellung direkt an das Finanzamt übermitteln. Wichtiger Aspekt für eine Entscheidung zum Kauf ist, ob Ihr Programm auch den Steuerbescheid prüfen kann. Über die Funktion »Bescheidrückübermittlung und automatische Bescheidprüfung« gleicht die Elster-Schnittstelle bei gut ausgestatteten Programmen Ihre eingereichte Erklärung mit dem Steuerbescheid ab und zeigt Abweichungen an. Sie können dann entscheiden, ob Sie die Abweichung akzeptieren oder dagegen Einspruch einlegen. Dafür stehen Ihnen sogar Musterschreiben zur Verfügung, die Sie individuell für Ihre Belange anpassen können. Bequemerweise können gleichbleibende Daten aus dem Vorjahr übernommen und auch Belegdaten vom Finanzamt abgerufen werden.

Steuersoftware wurde bereits vielfach getestet. Als empfehlenswerte Premium-Programme stechen immer wieder das »Wiso Steuer-Sparbuch« und »Taxmann« heraus. Bei den Browser-Anwendungen überzeugen »Wiso Steuer-Web« und »Smartsteuer«. Der Kostenaufwand beträgt um die 30 Euro.

WAS BEKOMMT DIE STEUERBERATERIN VON MIR?

Sie sollten im Steuerbüro eine vorbereitete Buchführung abgeben. Ein Schuhkarton mit gesammeltem Zettelwerk ist nicht angemessen, auch wenn SteuerberaterInnen in dieser Hinsicht sicher viel erzählen könnten. Der übliche Weg: nach Ende des Kalenderjahres überreichen Sie Ihre Unterlagen in einem Ordner geordnet und mit nummerierten Belegen, sowie nach Einnahmen und Ausgaben getrennt. Außerdem legen Sie die Kontoauszüge und Nachweise über Versicherungszahlungen und andere relevante Steuerunterlagen bei. Aufgrund dieser Unterlagen erstellt die SteuerberaterIn dann Ihre Steuererklärung und übermittelt diese auf elektronischem Weg an das Finanzamt. Die Belege gehen nicht mit an die Behörde, und Sie erhalten Ihre Belegsammlung anschließend zurück.

WAS MUSS ICH BEIM FINANZAMT ABGEBEN?

Das Finanzamt bekommt von Ihnen zur Festsetzung der Höhe Ihrer Steuerzahlungen eine Jahressteuererklärung. Ein Hinweis, soweit sie das selbst übernehmen: Geben Sie Ihre Einkommensteuererklärung immer komplett und übersichtlich sortiert und nur mit den wesentlichen Unterlagen ab, sollten Sie gutes Einvernehmen mit Ihrer zuständigen SachbearbeiterIn wünschen. Ihre Belegsammlung bleibt wie gesagt zu Hause, die BeamtInnen benötigen lediglich Ihre gesammelten Aufstellungen. Eine goldene Regel: Behalten Sie immer eine Kopie der an das Finanzamt versendeten Formulare. Versenden Sie nur die tatsächlich nötigen Originalbelege an das Finanzamt. In den meisten Fällen genügen Kopien. Sollte das Finanzamt dann doch einzelne Belege sehen wollen, wird es diese bei Ihnen anfordern. Rechnen Sie mit sechs bis acht Wochen Bearbeitungszeit für Ihre Steuererklärung. Zu Stoßzeiten, z.B. wenn Sie Ihre Erklärung nahe einer Frist abgegeben haben, schon mal länger.

DIE KOMPLETTE STEUERERKLÄRUNG

Damit die Steuer richtig festgesetzt werden kann, braucht das Finanzamt folgende Formulare von Ihnen:

Die Einkommensteuererklärung, bestehend aus

- **dem Einkommensteuer-Mantelbogen**. Hier werden Ihre persönlichen Daten und die Bankverbindung erfasst sowie Sonderausgaben, außergewöhnliche Belastungen, haushaltsnahe Beschäftigungsverhältnisse, Dienst- und Handwerkerleistungen.
- **Zusätzlich werden verlangt**
    - **die »Anlage S« bei Einkünften aus selbständiger Arbeit.** Hier werden die durch Einnahmen-Überschuss-Rechnung ermittelten Gewinne oder Verluste eingetragen, außerdem z.B. nebenberufliche Tätigkeiten.
    - **die »Anlage G« bei gewerblichen Einkünften.** Die »Anlage G« ist vergleichbar mit der »Anlage S« für FreiberuflerInnen. Sie wird gebraucht, wenn Sie gewerblich tätig werden, also z.B. Waren verkaufen. Erfasst werden die Gewinne, die vorher durch die Einnahmen-Überschuss-Rechnung ermittelt wurden.

- **die »Anlage N« bei nichtselbständiger Arbeit.** »Anlage N« füllen Sie aus, wenn Sie nicht nur freiberuflich, sondern zudem angestellt tätig sind, z.B. wenn Sie eine Teilzeitpraxis betreiben und gleichzeitig auch noch in Ihrem alten Beruf arbeiten.
- **die »Anlage AV« bei Beiträgen zur privaten Altersversorgung.** Hier tragen Sie Ihre Beiträge zur privaten Altersversorgung ein, wie z.B. zur Rürup- oder Riester-Rente, die Sie steuermindernd geltend machen können, sowie Beiträge zur privaten Kranken- und Pflegeversicherung.
- **die »Anlage V« bei Einkünften aus Vermietung und Verpachtung**. Diese Anlage benötigen Sie, wenn Sie z.B. Praxisräume unter- oder im privaten Bereich Wohnraum vermieten.
- Bei Bedarf kommen weitere Anlagen zum Einsatz, wie z.B. **»Anlage KAP« bei Einkünften aus Kapitalvermögen, »Anlage K« bei Kindern, »Anlage SO« bei sonstigen Einkünften, »Anlage R« bei Rentenbezügen.**

Die Gewinnermittlung, bestehend aus

- **der »Anlage EÜR« und der »Anlage AVEÜR«**. Wenn Sie mindestens 17.500 Euro Betriebseinnahmen pro Jahr verzeichnen, müssen Sie die Anlage EÜR und AVEÜR ausfüllen. Erfasst werden die Betriebseinnahmen und -ausgaben, die Gewinnermittlung, die Rücklagen, die Entnahmen und die Einlagen. In der Anlage AVEÜR wird das Anlagevermögen wie z.B. der betrieblich benutzte PKW oder die Praxisausstattung eingetragen. Bis zu einer Einnahmenhöhe von 17.500 Euro reicht eine formlos erstellte Einnahmen-Überschuss-Rechnung mit Abschreibungsliste.

Die Umsatzsteuererklärung, bestehend aus

- **dem »Formular Umsatzsteuererklärung« mit »Anlage UR«**, benötigt für umsatzsteuerfreie Leistungen. Die Nichtabgabe bei Steuerpflichtigen, die ausschließlich umsatzsteuerfreie Leistungen durchführen, wird jedoch häufig vom Finanzamt nicht moniert. Sollte das Finanzamt jedoch eine Umsatzsteuererklärung mit Anlage anfordern, sind Sie dazu verpflichtet, diese einzureichen.

Eventuell eine Gewerbesteuererklärung, bestehend aus

- **dem »Formular Gewerbesteuererklärung«**. Dieses brauchen Sie nur dann auszufüllen, wenn Sie neben dem reinen Praxisbetrieb gewerbesteuerpflichtige Einkünfte erzielen und über einen Gewinn von 24.500 Euro gelangen.

Alle Steuerformulare, der Fragebogen zur steuerlichen Erfassung und die zugehörigen Anleitungen zum Ausfüllen können Sie im Internet auf der Webseite www.formulare-bfinv.de im Formular-Management-System (FMS) der Bundesfinanzverwaltung herunterladen.

ABGABEFRISTEN VON STEUERERKLÄRUNGEN

Für die Abgabe von Steuererklärungen sind gesetzliche Fristen zu beachten. Wie Sie bereits wissen, sind Sie als HeilberuferIn verpflichtet, eine Einkommensteuererklärung abzugeben. Die gesetzliche Abgabefrist für Ihre Einkommensteuererklärung endet mit dem 31. Mai des Folgejahres. Dazu ein Beispiel: Die Steuererklärung für das Jahr 2017 müssen Sie bis spätestens am 31. Mai 2018 beim Finanzamt einreichen. Eine Verlängerung der Abgabefrist ist mit entsprechender Begründung möglich, etwa wenn Belege noch ausstehen oder bei längerer Krankheit. Es empfiehlt sich, einen schriftlichen Fristverlängerungsantrag beim Finanzamt zu stellen. Meist wird eine solche Fristverlängerung dann problemlos bis zum 30. September gewährt. Um beim Beispiel zu bleiben, wäre das der 30. September 2018.

Wenn die Steuererklärung durch eine SteuerberaterIn angefertigt wird, wird Ihnen ohne Antrag eine Fristverlängerung bis zum 31. Dezember des Folgejahres gewährt. In begründeten Fällen kann die Frist bis zum 28. Februar des übernächsten Jahres verlängert werden. Ein weitergehender Aufschub kommt grundsätzlich nur in ganz besonders gelagerten Ausnahmefällen in Betracht.

Nehmen Sie die Kleinunternehmerregelung in Anspruch, z.B. weil Sie neben Ihren Einkünften aus psychotherapeutischen Leistungen der Umsatzsteuer unterliegende Einnahmen, etwa aus Coaching, erzielen, geben Sie mit der Einkommensteuererklärung die Umsatzsteuererklärung ab. In dieser erklären Sie dann, dass Sie von der Kleinunternehmerregelung Gebrauch machen möchten. Zu dieser speziellen Regelung erfahren Sie später mehr.

DIE WICHTIGSTEN STEUERLICHEN AUFBEWAHRUNGSFRISTEN

Hüten Sie Ihre Steuerunterlagen, Rechnungen und andere wichtige Papiere wie einen Schatz. Denn zu einer geordneten Belegsammlung und deren Aufbewahrung sind Sie gesetzlich verpflichtet. Mit diesen Unterlagen kann im Falle einer Betriebsprüfung dann festgestellt werden, ob Sie Ihre Angaben wahrheitsgemäß gemacht haben. Je besser Sie das belegen können, desto stressfreier und folgenloser ist der mögliche Besuch der SteuerprüferIn. Machen Sie deshalb wichtige Notizen auf Ihren Belegen, z.B. wann Sie eine Forderung gezahlt haben oder eine Rechnung von einer KlientIn beglichen worden ist oder zum genaueren Verwendungszweck des gekauften Gegenstandes. So sind Sie selbst auch nach Jahren sofort im Bilde. Wenn Sie sich nicht sicher sind, ob Sie etwas aufheben sollten oder nicht, tun Sie es im Zweifelsfall lieber.

Verstoßen Sie gegen die Aufbewahrungspflichten, und sei es nur, dass Sie die Unterlagen vor Ablauf der Aufbewahrungspflicht vernichten, machen Sie sich womöglich strafbar oder riskieren empfindliche Bußgelder. Das Finanzamt kann in diesem Fall die Steuer schätzen, was in der Regel nicht zu Ihrem Vorteil ist. Die Frist zur Aufbewahrung beginnt mit dem Ende des jeweiligen Kalenderjahres.

Der Gesetzgeber unterscheidet eine 6jährige und eine 10jährige Aufbewahrungspflicht.

10 Jahre Aufbewahrungspflicht haben

- Buchungsbelege
- Abschreibungsunterlagen
- Eingangs- und Ausgangsrechnungen
- Bankbelege und Kontoauszüge
- Einnahmen-Überschussrechnungen
- Fahrtenbücher
- Gehalts- und Lohnlisten
- Kassenbücher
- Steuerunterlagen
- Steuererklärungen

6 Jahre Aufbewahrungspflicht haben

- Verträge
- Korrespondenz
- Mahnungen
- Mietverträge nach Vertragsablauf
- Emails
- Darlehensunterlagen

Die Aufbewahrungsfristen beginnen nicht in jedem Fall am Tag nach dem Ende des Geschäftsjahres, auf das sich Unterlagen und Dokumente beziehen. Vielmehr startet der Fristlauf erst nach Ende des Kalenderjahres, in dem im betreffenden Dokument die letzte Eintragung gemacht worden ist. Bevor Sie Unterlagen in den Reißwolf geben, klären Sie daher zunächst den Zeitpunkt der letzten Eintragung. Addieren Sie dann die Aufbewahrungsfrist – beginnend mit dem folgenden Kalenderjahr.

Hierzu das Beispiel Jahresabschluss: Da Sie den Jahresabschluss für das Jahr 2017 frühestens im Jahr 2018 fertiggestellt haben, läuft die Aufbewahrungsfrist erst seit dem 1. Januar 2018. Entsorgen dürfen Sie die Abschlussunterlagen des Geschäftsjahres 2017 daher nicht bereits im Jahr 2028, sondern normalerweise erst Anfang 2029. Falls Sie das Jahr 2017 erst im Jahr 2019 oder noch später abgeschlossen haben, verlängern sich die Aufbewahrungsfristen noch weiter.

Falls Sie sich nun fragen, wohin Sie mit all den Unterlagen sollen: Sie dürfen Ihre Papiere elektronisch speichern, sofern diese leicht zugänglich gemacht werden können. Übrigens: Von Thermoquittungen machen Sie sich am besten gleich Kopien, da diese schnell unlesbar werden. Wenn Sie sich schon beim Anlegen Ihrer Ordner darauf vermerken, wann die Aufbewahrungsfrist abläuft, fällt es Ihnen später leicht, die hinfälligen Unterlagen ohne weiteren Aufwand zu entsorgen.

KONTAKT MIT DEM FINANZAMT

Scheuen Sie sich nicht, mit der zuständigen FinanzbeamtIn telefonisch oder persönlich in Kontakt zu treten und vergessen Sie nicht: auch FinanzbeamtInnen sind nur Menschen. Sie sind an Erlasse und Gesetze gebunden, für die sie persönlich nicht verantwortlich sind. Sie befinden sich in der schwierigen Position, Schnittstelle zwischen dem Staat und Ihnen als Steuerpflichtiger zu sein. Ein häufig nicht ganz einfacher Job, da viele Menschen hochemotional mit dem Thema »Steuern« umgehen. Sorgen Sie deshalb im Kontakt für ein wohlwollendes Klima, seien Sie gut vorbereitet und gehen Sie bei Unstimmigkeiten oder thematischen Fragen in den Dialog. Nicht immer müssen für knifflige Fragen SteuerberaterInnen konsultiert werden. Oft ist die SachbearbeiterIn im Finanzamt die beste AnsprechpartnerIn.

Wissen sollten Sie, dass Sie grundsätzlich Anspruch auf Hilfestellung in Steuer- und Buchführungsfragen haben. Ungeachtet der neuen Gebühren sind viele FinanzbeamtInnen nach wie vor freundlich und auskunftsbereit. Mit einem Anruf beim Finanzamt verbessern Sie im Übrigen nicht nur Ihre

Informationslage: Wenn Sie einen guten Draht zu Ihrer SachbearbeiterIn pflegen, lassen sich auftretende Probleme ebenfalls oft auf dem kurzen Dienstweg lösen. Viele Unstimmigkeiten basieren auf Missverständnissen. Sie können bei der Behörde nachfragen, wenn Sie Teile Ihres Steuerbescheides nicht verstehen, und bevor Sie einen Einspruch einlegen, sollten Sie sich ein klares Bild davon gemacht haben, warum das Finanzamt von Ihrer Erklärung abgewichen ist.

FinanzbeamtInnen sind dann die richtigen AnsprechpartnerInnen, wenn nicht eindeutig klar ist, ob ein Teil Ihrer Tätigkeit als gewerblich oder freiberuflich einzustufen ist. Sollte einer Ihrer Tätigkeitsbereiche nicht ohne weiteres zuzuordnen sein und Unsicherheit darüber bestehen, ob sämtliche Voraussetzungen erfüllt sind und anerkannt werden: Gewinnen Sie Rechtsklarheit durch den Dialog mit den Finanzbehörden. Bereiten Sie sich gut vor, gegebenenfalls mit einem Profi, um Ihre Tätigkeit entsprechend darzulegen.

Als Steuerpflichtige haben Sie einen gesetzlichen Anspruch auf verbindliche Auskünfte vom Fiskus bei kniffligen Steuerfragen. Besteht im Hinblick auf die steuerlichen Auswirkungen ein besonderes Interesse von Ihnen als SteuerbürgerIn, so können Sie einen Antrag auf Erteilung einer verbindlichen Auskunft stellen. Finanzämter können für solche verbindlichen Auskünfte dann allerdings Gebühren verlangen. Unverbindliche Auskünfte sind gebührenfrei. Die Auskunftsgebühr ist von Ihnen als AntragstellerIn vorab zu zahlen und richtet sich nach dem Gegenstandswert, den Sie selbst zu ermitteln haben. Kann der Gegenstandswert nicht bestimmt werden, so wird eine Zeitgebühr von 50 Euro je angefangene halbe Stunde, mindestens aber 100 Euro in Rechnung gestellt. Diese Gebühren entfallen, wenn sie unterhalb der Bagatellgrenze liegen. Nach dem Gesetz zur Steuervereinfachung gilt eine Bagatellgrenze von 10.000 Euro Gegenstandswert und 200 Euro, also zwei Stunden Zeitgebühr bei der Gebührenpflicht für die verbindliche Auskunft. Das bedeutet: Bis zu einem Gegenstandswert von 10.000 Euro entfällt die Gegenstandsgebühr und die Zeitgebühr wird bei einer Bearbeitungszeit von bis zu zwei Stunden nicht mehr erhoben. Sie müssen Ihre Anfrage so exakt wie möglich stellen. Die Finanzbehörde wird sich nur zu Sachverhalten äußern, die Sie ausdrücklich geschildert haben.

Sie wird nicht nachfragen oder den Hintergrund recherchieren. Wenn das Finanzamt für ein Vorhaben eine verbindliche Auskunft gegeben hat, darf es später bei der steuerlichen Bewertung des Tatbestandes grundsätzlich nicht von der Bewertung in der Auskunft abweichen, selbst wenn die Auskunft gegen steuerliche Vorschriften verstoßen sollte.

ÜBE ICH EINEN FREIEN BERUF ODER EIN GEWERBE AUS?

Aus Sicht des Finanzamts ist selbständig nicht gleich selbständig. Die Behörde unterscheidet zwischen FreiberuflerInnen und Gewerbetreibenden. Die Abgrenzung ist nicht immer wirklich einfach.

Die freien Berufe haben per Definition »im Allgemeinen auf der Grundlage besonderer beruflicher Qualifikation oder eigenschöpferischer Begabung die persönliche, eigenverantwortliche und fachlich unabhängige Erbringung von Dienstleistungen höherer Art im Interesse der Auftraggeber und der Allgemeinheit zum Inhalt«. Um eine besonders qualifizierte Tätigkeit anzunehmen, ist allerdings nicht unbedingt ein Hochschulstudium notwendig. Es muss sich nur um eine Ausbildung wissenschaftlicher Art handeln. Darunter fallen auch das Selbststudium oder durch Berufstätigkeit erworbene Kenntnisse. Die Kenntnisse müssen dem Niveau eines Hochschulstudiums entsprechen.

So definiert der Europäische Gerichtshof EuGH die freien Berufe im Sinne der 6. EG-Richtlinie als »Tätigkeiten, die ausgesprochen intellektuellen Charakter haben, eine hohe Qualifikation verlangen und gewöhnlich einer genauen und strengen berufsständischen Regelung unterliegen. Bei der Ausübung einer solchen Tätigkeit hat das persönliche Element besondere Bedeutung, und diese Ausübung setzt auf jeden Fall eine große Selbständigkeit bei der Vornahme der beruflichen Handlungen voraus«. FreiberuflerIn ist nicht, wer vornehmlich gewerbliche Leistungen erbringt, also z.B. Waren verkauft. Typische Gewerbetreibende sind Handwerker, Gastwirte und Einzelhändler.

Die Einstufung in die freiberufliche Tätigkeit

Um eine Tätigkeit als freiberuflich einstufen zu können, müssen folgende Kriterien erfüllt sein:

- Es liegt eine besondere berufliche Qualifikation oder ein akademischer Abschluss vor.
- Es werden selbständige, schöpferische oder ideelle Leistungen, z.B. das Schreiben eines Buches oder das Heilen von Kranken, erbracht.
- Der kreative Anteil an der Tätigkeit ist sehr hoch.
- Für die Tätigkeit wurden hochwertige und notwendige Zusatzausbildungen absolviert.
- Entscheidungen werden frei und unabhängig getroffen.
- Die Tätigkeit wird inhaltlich nur durch die FreiberuflerIn erbracht, andere sind nur als ZuarbeiterInnen tätig.
- Die Verdienstquelle wird aus Wissen und Erfahrung auf hohem Niveau generiert.
- Es besteht ein besonderes Vertrauensverhältnis zu den KundInnen oder KlientInnen.
- Die Dienstleistung und der persönliche Einsatz stehen im Vordergrund.
- Die Bezahlung besteht aus Honoraren.

Die 5 wesentlichen Unterscheidungsmerkmale zwischen freien Berufen und Gewerbe

Als FreiberuflerIn unterscheidet sich Ihre Situation in fünf wesentlichen Punkten von Gewerbetreibenden:

- Sie sind nicht gewerbesteuerpflichtig.
- Sie müssen kein Gewerbe anmelden.

- Sie müssen keine aufwändige doppelte Buchführung betreiben.
- Sie sind nicht Zwangsmitglied in der Handwerks- oder Industrie- und Handelskammer.
- Sie können mit anderen FreiberuflerInnen eine Partnerschaftsgesellschaft gründen.

§ 18 Abs. 1 des Einkommensteuergesetz EStG unterscheidet bei den FreiberuflerInnen drei Gruppen – Katalogberufe, katalogähnliche Berufe und Tätigkeitsberufe. Wer in eine dieser Gruppen einzustufen ist, ist FreiberuflerIn. Die Grenzen sind hierbei fließend.

Die Katalogberufe

Zu den Katalogberufen zählen 4 Gruppen:

- **Heilberufe**

  ÄrztInnen, ZahnärztInnen, TierärztInnen, HeilpraktikerInnen, PhysiotherapeutInnen, Hebammen, HeilmasseurInnen und Diplom-PsychologInnen

- **Rechts-, Steuer- und wirtschaftsberatende Berufe**

  RechtsanwältInnen, PatentanwältInnen, NotarInnen, WirtschaftsprüferInnen, SteuerberaterInnen, Steuerbevollmächtigte, beratende Volks- und BetriebswirtInnen und vereidigte BuchprüferInnen

- **Naturwissenschaftliche und technische Berufe**

  VermessungsingenieurInnen, HandelschemikerInnen, ArchitektInnen, LotsInnen und Sachverständige, Diplom-InformatikerInnen

- **Informationsvermittelnde und Kulturberufe**

  JournalistInnen, BildberichterstatterInnen, DolmetscherInnen, ÜbersetzerInnen, WissenschaftlerInnen, KünstlerInnen, SchriftstellerInnen, LehrerInnen und ErzieherInnen

Nach dieser Auflistung fallen Sie mit Ihrer Tätigkeit als HeilpraktikerIn für Psychotherapie eindeutig unter die Katalogberufe.

Die katalogähnlichen Berufe

Damit ein Beruf einem Katalogberuf ähnlich ist, muss er in wesentlichen Punkten mit diesem übereinstimmen. Dazu gehört, dass Sie in der Regel eine höhere Ausbildung haben und die berufliche Tätigkeit selbst mit dem Katalogberuf vergleichbar ist. Es findet immer eine Einzelfallprüfung statt. Es gibt ein festes Prüfungsschema, nach dem vorgegangen wird, wenn die Festlegung als katalogähnlicher Beruf vorgenommen werden soll. So wird danach gefragt, ob die eigene und selbstständige Erbringung einer Leistung im Vordergrund steht und ob der Antragsteller über die nötige Berufszulassung verfügt. In diesem Zuge wird nach der erforderlichen Ausbildung gefragt.

Finanzgerichte haben entschieden, dass die folgenden Professionen freiberuflichen Charakter haben: LogopädInnen, ErgotherapeutInnen, ambulante KrankenpflegerInnen, AltenpflegerInnen, DirigentInnen, FotodesignerInnen, MasseurInnen, ReitlehrerInnen, SchauspielerInnen, WerbetexterInnen oder ModedesignerInnen, KunsttherapeutInnen, SozialarbeiterInnen, SozialpädagogInnen, PsychotherapeutInnen. Dies ist keine vollständige Liste.

Die Tätigkeitsberufe

Mit der Kategorie der »Tätigkeitsberufe« wird vor allem der Entwicklung neuer Arbeitsfelder und Berufsbilder Rechnung getragen, denn der Arbeitsmarkt steht nicht still. Hier wird immer der Einzelfall geprüft. Voraussetzung ist in jedem Fall, dass diese Berufe selbständig ausgeübt werden.

Zu den Tätigkeitsberufen zählen

- **Wissenschaftliche Tätigkeiten**

  Dazu gehören Forschung, Lehrtätigkeit oder das Erstellen von Gutachten sowie das Verfassen von Fachaufsätzen.

- **Künstlerische Tätigkeiten**

  Zentrales Merkmal ist die eigenschöpferische Gestaltung eines Werkes, z.B. als BildhauerIn, KomponistIn, MalerIn oder bildende KünstlerIn. In der Tätigkeit muss eine eigene schöpferische Leistung erkenn- und eine bestimmte künstlerische Gestaltungsqualität aufweisbar sein.

- **Schriftstellerische Tätigkeiten**

  Es werden eigene Gedanken schriftlich für die Öffentlichkeit dargelegt, unabhängig vom Qualitätsniveau und Inhalt der Arbeit. In diese Kategorie fallen z.B. AutorInnen, WerbetexterInnen, LektorInnen, RedenschreiberInnen.

- **Erzieherische Tätigkeiten**

  Hierbei geht es um Tätigkeiten, die die Persönlichkeit insbesondere heranwachsender Menschen charakterlich, geistig und körperlich formt, wie z.B. Erziehungshilfe, Kindertagespflege.

- **Unterrichtende Tätigkeiten**

  Diese Kategorie umfasst die Vermittlung von Wissen, Kenntnissen und Fähigkeiten. Eine amtliche Qualifikation ist dafür nicht nötig. Entscheidend ist, dass die Unterrichtenden die notwendigen Kenntnisse und Fertigkeiten besitzen. Zu den unterrichtenden Tätigkeiten zählen daher auch Sport-und Gymnastik-, Reit, Tanz-, Fahrunterricht, Yoga und Erwachsenenbildung.

Im »Freiberufler-Atlas« von Martin Massow, Ullstein Verlag, ISBN 978-354-8375014, finden Sie eine ausführliche Aufstellung der Katalog-, der katalogähnlichen und der Tätigkeitsberufe.

DIE ABFÄRBE- ODER INFIZIERUNGSTHEORIE

Vorsicht ist in steuerlicher Hinsicht geboten, wenn Sie neben Ihrer Tätigkeit als HeilpraktikerIn für Psychotherapie noch eine gewerbliche Tätigkeit ausführen, also wenn Sie z.B. Wellnessbehandlungen anbieten, Yogamaterialien, Entspannungs-CDs verkaufen oder z.B. einzelunternehmerisch einen Webshop betreiben. Ganz grundsätzlich sind FreiberuflerInnen bereits dann gewerblich tätig, wenn berufsuntypische Tätigkeiten ausgeübt werden. In solchen Fällen könnte das Finanzamt beide Tätigkeiten als gemischte Tätigkeit betrachten und Ihre freiberufliche Tätigkeit umqualifizieren. Das nennt man »Abfärbe«- oder »Infizierungstheorie«, weil die gewerbliche dann auf die freiberufliche Tätigkeit abfärbt oder diese »infiziert«. Das bedeutet, dass dann alle Ihre Einkünfte als gewerblich gelten, mit allen steuerlichen Folgen. Sind die freiberufliche und die gewerbliche Tätigkeit sachlich oder wirtschaftlich trennbar, besteht jedoch keine Infektionsgefahr. Kritisch wird es aber, wenn die freiberufliche und die gewerbliche Tätigkeit derart miteinander verflochten sind, dass eine Trennung nicht möglich ist. Dies wird dann als sogenannte »gemischte Tätigkeit« bezeichnet.

Wenn Sie nicht wollen, dass Ihr Status als FreiberuflerIn Gefahr laufen könnte, vom Finanzamt gekippt zu werden, sollten Sie alles dafür tun, den Anschein einer Verflechtung zu vermeiden und eine sehr klare Trennlinie zwischen Ihren Tätigkeiten zu ziehen, auch im öffentlichen Auftreten. Denn schlimmstenfalls könnten Ihre Behandlungen in Ihrer Praxis umsatzsteuer- und gegebenenfalls gewerbesteuerpflichtig werden. Das heißt ganz praktisch: getrennte Leistungsabrechnung, getrennte Buchführung, am besten getrennte Konten. Betriebsausgaben können hingegen durch Schätzung aufgeteilt werden. Sie können Ihre gesamten Leistungen jedoch auf einer Webseite anbieten. Das heißt, im Außenauftritt dürfen Sie alle Ihre Einkunftsarten erwähnen. Die Webseite gestalten Sie dann z.B. mit einem Button für Psychotherapie und einem Button für Wellness, Coaching oder den Verkauf von Produkten und einer eindeutigen Beschreibung. Auch die gleichen Räume können Sie für Ihre Tätigkeiten benutzen.

DER GRÜNDUNGSFRAGEBOGEN

Ihre freiberufliche Tätigkeit müssen Sie spätestens innerhalb eines Monats nach Aufnahme beim zuständigen Finanzamt anmelden. Der Gang aufs Gewerbeamt ist für Sie als HeilpraktikerIn für Psychotherapie durch Ihre Einstufung als FreiberuflerIn nicht notwendig, es sei denn, Sie üben wie gesagt zusätzlich eine als gewerblich einzuordnende Tätigkeit aus. Auf die Anzeige Ihrer freiberuflichen Tätigkeit hin erhalten Sie vom Finanzamt den »Fragebogen zur steuerlichen Erfassung« zugesandt.

Mit dem Fragebogen möchte die Behörde beantwortet haben,

- wann Sie Ihre Praxis eröffnet haben
- welche Tätigkeit Sie ausüben
- wer BetriebsinhaberIn ist
- welche Erklärungen für welche Steuerarten abgegeben werden müssen
- nach welcher Art der Gewinn ermittelt wird
- welchen Umsatz Sie in den ersten beiden Jahren erwarten

Das Ausfüllen des Fragebogens ist nicht sonderlich kompliziert. Doch füllen Sie ihn gewissenhaft aus, denn Ihre Angaben haben für die Zukunft weitreichende Folgen. Schätzen Sie mögliche Gewinne so realistisch wie möglich. Setzen Sie diese also weder zu optimistisch noch zu niedrig an, sonst sind entweder Ihre Vorauszahlungen zu hoch oder Sie haben mit unangenehm hohen Nachzahlungen zu rechnen. Doch keine Sorge, falls die Gewinne niedriger als erwartet ausfallen: Das Finanzamt setzt die Vorauszahlungen auf Antrag in der Regel herab.

DEN GRÜNDUNGSFRAGEBOGEN AUSFÜLLEN

Den Gründungsfragebogen auszufüllen ist nicht sonderlich schwer. Machen Sie der Reihe nach Angaben zu den folgenden Punkten:

- **Punkt 1 »Allgemeine Angaben«**

  Hier machen Sie Angaben zu Ihren persönlichen Daten, zum Ehegatten und den Kindern, zur Bankverbindung, zur steuerlichen Beratung, zur Empfangsvollmacht und Ihren bisherigen persönlichen Verhältnissen.

- **Punkt 2 »Angaben zur gewerblichen, selbständigen bzw. freiberuflichen oder land- und forstwirtschaftlichen Tätigkeit«**

  Hier geht es um die Art Ihrer Tätigkeit. Geben Sie hier also an, was genau Sie in welchen Betätigungsfeldern tun, gegebenenfalls auf einem Beiblatt. Nennen Sie die Anschrift Ihrer Praxis bzw. weiterer Betriebsstätten. Einer Kammerzugehörigkeit oder Handelsregistereintragung unterliegen Sie nicht. Nennen Sie die Gründungsform, z.B. Einzelunternehmen. In aller Regel handelt es sich um eine Neugründung.

- **Punkt 3 »Angaben zur Festsetzung der Vorauszahlungen«**

  Hier geben Sie Ihre voraussichtlichen Einkünfte an. Sie sollten diese realistisch schätzen. Auch Einkünfte, Sonderausgaben und Steuerabzugsbeträge von Ihnen und Ihrem Ehepartner werden erfragt.

- **Punkt 4 »Angaben zur Gewinnermittlung«**

  Hier machen Sie Angaben über die Gewinnermittlungsart, das ist in Ihrem Fall die Einnahmen-Überschuss-Rechnung.

- **Punkt 5 »Freistellungsbescheinigung gemäß § 48b Einkommensteuergesetz«**

  Diese Angaben ermöglichen Ihnen die Beantragung einer Freistellungsbescheinigung für Bauleistungen nach § 48 b EStG

- **Punkt 6 »Angaben zur Anmeldung und Abführung der Lohnsteuer«**

  Diese Angaben dienen der Festlegung des Lohnsteueranmeldezeitraums und betreffen den Fall, dass Sie MitarbeiterInnen beschäftigen, was auf Sie wahrscheinlich zum Gründungszeitpunkt noch nicht zutrifft.

- **Punkt 7 »Angaben zur Anmeldung und Abführung der Umsatzsteuer«**

  Hier sollen Sie Ihren Gesamtumsatz im Jahr der Gründung und im Folgejahr schätzen, denn es wird festgestellt, ob Sie für bestimmte Tätigkeitbereiche unter die Kleinunternehmerregelung fallen, sollten Ihre Leistungen grundsätzlich umsatzsteuerpflichtig sein wie etwa das Coaching. Unter diesem Punkt können Sie auch angeben, ob Sie umsatzsteuerfreie Leistungen erzielen, wie in Ihrem Fall die Heilbehandlungen.

- **Punkt 8 »Angaben zur Beteiligung an einer Personengesellschaft«**

  Hier wird erfragt, ob Sie an anderen Personengesellschaften beteiligt sind. Jedoch werden Sie höchstwahrscheinlich nur ein einziges Unternehmen führen.

Zum Schluss unterschreiben Sie das Formular eigenhändig. Damit versichern Sie, dass Sie Ihre Angaben nach bestem Wissen und Gewissen gemacht haben. Das Finanzamt prüft anhand Ihrer Angaben, ob es sich bei der angegebenen Tätigkeit tatsächlich um einen freien Beruf handelt. Nach erfolgreicher Prüfung erhalten Sie als FreiberuflerIn eine Steuernummer, Ihre Identifikationsnummer bzw. Wirtschafts-Identifikationsnummer oder ID. Sie erfahren zudem, ob und ggf. in welcher Höhe Sie Vorauszahlungen zu leisten haben. Die Steuernummer ist bei jeder Kommunikation mit dem Finanzamt notwendig. Ein Muster des Bogens zur steuerlichen Erfassung und detaillierte Informationen zum Ausfüllen finden Sie im Anhang dieses Buches und auf den Seiten des Bundesfinanzministeriums www.bundesfinanzministerium.de.

DIE GEWERBEANMELDUNG

Wenn Sie sich sicher sind, dass eines Ihrer Standbeine einer Gewerbeanmeldung bedarf, müssen Sie dieses anmelden. Ob Sie Ihr Gewerbe haupt- oder nebenberuflich betreiben, spielt dabei keine Rolle. Die Gewerbeanmeldung ist an und für sich eine recht unkomplizierte Sache. Gehen Sie zum Gewerbeamt Ihrer Stadt oder Ihrer Gemeinde. Vergessen Sie Ihre Unterlagen nicht, dazu gehören Personalausweis oder Reisepass mit Meldebescheinigung. Je nach Gewerbezweig kann es sein, dass weitere Unterlagen mitgebracht werden müssen, wie Genehmigungen, Erlaubnisnachweise oder ähnliches. Füllen Sie das Formular »Gewerbeanmeldung« aus. Zunächst geben Sie bei der Gewerbeanmeldung den Namen Ihres Start-Ups an. Achten Sie dabei auf die Richtlinien, die für Unternehmensnamen gelten, wie das Markenrecht und die Benennung der Rechtsform. Zudem müssen Sie Ihre persönlichen Daten eintragen. Nun folgen die Angaben zu Ihrem neuen Gewerbe, wie die Adresse Ihres Jungunternehmens. Anschließend müssen Sie bei der Gewerbeanmeldung präzise beschreiben, welcher selbstständigen Tätigkeit Sie nachgehen möchten. Wenn Ihre Arbeitsbereiche breit gefächert sind, ist es sinnvoll, alle in einer detaillierten Liste aufzuzählen. Zudem müssen Sie festhalten, wie viele GesellschafterInnen und MitarbeiterInnen möglicherweise zum Zeitpunkt der Existenzgründung eingesetzt werden. Dann geben Sie das Formular ab und nehmen eine Kopie mit Stempel mit nach Hause. Das ist schon alles. Der Kostenpunkt liegt bei 20 bis 40 Euro. Wenn Sie Ihren Gewerbeschein beantragt haben, benötigt das Gewerbeamt nur wenige Tage für die Bearbeitung. Die Bescheinigung darüber, dass Sie offiziell ein Gewerbe angemeldet haben, nennt man umgangssprachlich »Gewerbeschein«. Ein Tipp: Das Formular zur Gewerbeanmeldung können Sie auf der Seite des Gewerbeamtes herunterladen und zu Hause ausfüllen. Haben Sie Ihr Gewerbe erfolgreich angemeldet, informiert das Gewerbeamt automatisch weitere Behörden: das Finanzamt, die Berufsgenossenschaft, die Industrie- und Handelskammer und das Gewerbeaufsichtsamt. Der Gewerbeschein verleiht einen Status und lässt erkennen, dass Sie sich bestimmten Regeln und einer staatlichen Kontrolle unterstellen.

RELEVANTE STEUERARTEN

Gründen Sie eine Praxis als HeilpraktikerIn für Psychotherapie und sollten Sie lediglich in diesem Bereich tätig sein, sind Ihre Einkünfte ausschließlich einkommensteuerpflichtig und von der Umsatzsteuer befreit. Sobald Sie jedoch eine weitere, nicht umsatzsteuerbefreite bzw. gewerbesteuerpflichtige Tätigkeiten ausüben, z.B. Kurse geben, Coaching, Supervision, Wellness-Leistungen anbieten oder Waren verkaufen, ist für Sie das Wissen über die betreffenden Steuerarten existenziell wichtig. Die Art Ihrer Einkünfte bestimmt also, welche Steuern sie zahlen müssen. An dieser Stelle erhalten Sie deshalb einen Überblick über diese wichtigsten Steuerarten.

Wer zahlt welche Steuern?		
FreiberuflerInnen	FreiberuflerInnen mit Umsatzsteuerbefreiung	Gewerbetreibende
z.B. RechtsanwältInnen SteuerberaterInnen AutorInnen KünstlerInnen	z.B. HeilberuflerInnen wie ÄrztInnen HeilpraktikerInnen ErgotherapeutInnen	z.B. Handeltreibende LebensberaterInnen Yogaschule Wellnessstudio
Einkommensteuer Umsatzsteuer	Einkommensteuer	Einkommensteuer Umsatzsteuer Gewerbesteuer

Einkommensteuer

Wie es bei Angestellten auch der Fall ist, müssen Selbständige eine Steuer auf ihr erzieltes Einkommen zahlen – die so genannte Einkommenssteuer. Während man in einer angestellten Tätigkeit diese in Form der Lohnsteuer vom Einkommen abgezogen bekommt, zahlen Selbständige die Einkommenssteuer auf die Höhe ihres Einkommens und somit des Gewinns der Unternehmung. Derzeit gibt es einen Freibetrag in Höhe von 8.820 Euro pro Jahr (Stand 2017). Dies bedeutet, dass ein zu versteuerndes Einkommen bis zu dieser Höhe steuerfrei ist. In der Einkommenssteuererklärung werden alle Einkünfte aufgelistet und auf dieser Grundlage wird dann die Einkommenssteuer berechnet. Die Einkommenssteuer wird grundsätzlich einmal jährlich bezahlt, wobei das Finanzamt innerhalb des Jahres Vorauszahlungen festsetzt. Die Höhe des Steuersatzes hängt von der Höhe des zu versteuernden Einkommens ab.

Umsatzsteuer

Die Umsatzsteuer, auch Mehrwertsteuer genannt, wird für alle im Inland erbrachten sowie zu zahlenden Leistungen fällig. Die Höhe der Umsatzsteuer beträgt z.B. für Coaching, Supervision, Verkäufe von Waren 19 Prozent. Für bestimmte Produkte und Leistungen kann diese jedoch ermäßigt sein und nur 7 Prozent betragen, z.B. für Buchverkäufe, Zeitschriften, Übernachtungen und Lebensmittel. Wichtig ist zu verstehen, dass es sich bei der Umsatzsteuer um einen durchlaufenden Posten handelt, den Sie dem Finanzamt schulden. Ein Beispiel: Wenn Ihnen eine Coaching-Klientin also 119 Euro brutto überweist, gehört Ihnen nur der Nettobetrag von 100 Euro, die restlichen 19 Euro (19 Prozent Mehrwertsteuer von 100 Euro) müssen an das Finanzamt gezahlt werden. Wenn Sie ein Gewerbe betreiben, verkaufen Sie jedoch in der Regel nicht nur Produkte und Dienstleistungen, sondern zahlen durch den gewerblichen Ankauf von Waren und Dienstleistungen Vorsteuer. Diese von Ihnen gezahlte Vorsteuer schuldet das Finanzamt Ihnen. Die Vorsteuer wird von der von Ihnen zu zahlenden Umsatzsteuer subtrahiert. Das Vorgehen nennt man Vorsteuerabzug. Die errechnete Differenz aus Umsatz- und Vorsteuer wird dann an das Finanzamt abgeführt.

Das Umsatzsteuergesetz verpflichtet Sie, Rechnungen nach bestimmten Vorgaben zu schreiben, die dort aufgezählt sind. Eine ordnungsgemäße Rechnung ab 250 Euro bedarf

- Ihres vollständigen Namens der Anschrift und des vollständigen Namens und der Anschrift Ihrer KlientIn

- Ihrer Steuernummer oder Umsatzsteuer-Identifikationsnummer
- das Ausstellungsdatum
- eine Rechnungsnummer
- die Menge und die Art der gelieferten Gegenstände oder den Umfang und die Art der sonstigen Leistung
- den Zeitpunkt der Lieferung oder sonstigen Leistung
- das nach Steuersätzen und einzelnen Steuerbefreiungen aufgeschlüsselte Entgelt
- den jeweils anzuwendenden Steuersatz sowie den auf das Entgelt entfallenden Steuerbetrag oder im Fall einer Steuerbefreiung einen Hinweis darauf, dass für die Lieferung oder sonstige Leistung eine Steuerbefreiung gilt.

In Ihrem Fall bedeutet letzterer Punkt, dass Sie bei Rechnungen über Therapieleistungen den Zusatz anfügen: »Diese Leistung ist nach § 4 Nr. 14 Buchst. a UStG umsatzsteuerfrei.« Selbst wenn Sie unter die Kleinunternehmerregelung fallen, über die Sie im Folgenden mehr erfahren, müssen Sie Rechnungen schreiben, auf denen Sie anführen: »Diese Leistung ist nach § 19 UStG – Kleinunternehmerregelung - umsatzsteuerfrei.« Bei allen anderen Leistungen, die nicht den heilkundlichen Bereich betreffen, müssen Sie 19 bzw. 7 Prozent Umsatzsteuer ausweisen. Näheres zum Thema »ordnungsgemäße Rechnungsstellung« finden Sie im Band »Korrekte Rechnungsstellung für SelbstzahlerInnen und nach GebüH«.

Wenn Sie umsatzsteuerpflichtig sind und für Sie nicht die Kleinunternehmerregelung gilt, müssen Sie in den ersten ein bis zwei Jahren der Selbständigkeit jeden Monat eine Umsatzsteuervoranmeldung jeweils bis zum 10. des Folgemonats abgeben. Wenn die Umsatzsteuerzahllast in den späteren Jahren bei unter 17.500 Euro jährlich liegt, ist auch eine vierteljährliche Umsatzsteuervoranmeldung ausreichend. Durch eine Dauerfristverlängerung hat man zudem die Möglichkeit, den Abgabetermin um genau einen

Monat nach hinten zu schieben. Dies bedeutet, dass die Umsatzsteuererklärung dann erst am 10. des übernächsten Monats abgegeben werden muss.

Die Kleinunternehmerregelung

Als KleinunternehmerIn werden Sie im Sinne des Umsatzsteuergesetzes bezeichnet, wenn Ihre Umsätze im Vorjahr 17.500 Euro nicht überstiegen haben und im laufenden Kalenderjahr voraussichtlich 50.000 Euro nicht übersteigen werden. Vorsicht: Umsatz bedeutet nicht Gewinn, sondern die Gesamtsumme Ihrer Einnahmen. Dann unterliegen Sie zwar nicht den einzelnen Steuerbefreiungsvorschriften des Umsatzsteuergesetzes, die in § 4 UStG geregelt sind, wie z.B. die heilkundlichen Leistungen, sind aber dennoch umsatzsteuerbefreit nach § 19 UStG. Dies hat jedoch zur Folge, dass Sie auch keine Mehrwertsteuer als Vorsteuer abziehen, also nichts gegenrechnen können. Vorsicht also: Sie dürfen keine Umsatzsteuer ausweisen, sonst schulden sie diese. Sie brauchen in diesem Fall keine Umsatzsteuervoranmeldungen abzugeben, wohl aber eine Umsatzsteuerjahreserklärung.

Die oben genannten Umsatzgrenzen dürfen nicht überschritten werden, sonst entfällt die Kleinunternehmerregelung. Da die zweite Umsatzgrenze für das laufende Jahr auf den voraussichtlichen Jahresumsatz abstellt und 50.000 Euro nicht übersteigen darf, müssen Sie schätzen, ob Sie über die Umsatzgrenze rutschen. Sollte Ihre Prognose nicht zutreffen, bleiben Sie für das laufende Jahr dennoch KleinunternehmerIn.

Beim Start Ihres Unternehmens bzw. solange die Umsatzsteuer nicht unanfechtbar festgesetzt ist, können Sie entscheiden, ob Sie zur Umsatzsteuer optieren wollen. Sie müssen dies dann dem Finanzamt erklären. Damit können Sie dann auch Vorsteuer abziehen. Diese Option bindet Sie fünf Jahre an die Regelbesteuerung. Danach können Sie wieder neu entscheiden. Zur Regelbesteuerung zu optionieren würde sich allerdings für Sie nur dann wirklich anbieten, wenn Sie hohe Investitionskosten hätten und die Vorsteuern gegenrechnen wollten, oder Ihr Tätigkeitsschwerpunkt auf dem umsatzsteuerpflichtigen Bereich liegt, z.B. dem Unternehmenscoaching, Sie sich nicht als »KleinunternehmerIn« outen wollen und Sie sicherlich mit Ihren Einkünften bald die Grenzsumme von 17.500 Euro knacken würden.

Für die Feststellung, ob die 17.500-Euro-Grenze überschritten wird, werden Ihre Einkünfte aus den umsatzsteuerpflichtigen Bereichen zusammen gezählt. Sollten Sie mit deren Summe über die Grenze von 17.500 Euro gelangen, gelten Sie als umsatzsteuerpflichtig. Ein Beispiel: Sollten Sie mit Coachingleistungen 10.000 Euro Umsatz erzielt haben und Ihre Verkäufe 7.501 Euro ausmachen, kämen Sie über diese Grenze und wären dann umsatzsteuerpflichtig. Im Jahr der Existenzgründung gilt übrigens die 17.500-Euro-Grenze zeitanteilig. Wenn Sie z.B. Ihre Tätigkeit am 1.10.2017 begonnen haben, dürfen Sie maximal ein Viertel, also 4.375 Euro Bruttoumsatz aus umsatzsteuerpflichtigen Leistungen erzielen, um nicht schon im Jahr der Existenzgründung umsatzsteuerpflichtig zu werden. Immer wieder erwägt der Staat übrigens eine Anhebung der 17.500-Euro-Grenze, um den BürgerInnen bürokratische Erleichterungen zu gewähren. Bisher ist das allerdings noch nicht geschehen.

Gewerbesteuer

Die Gewerbesteuer wird durch den so genannten Gewerbeertrag des Unternehmens berechnet und von den Gemeinden und Kommunen erhoben. Der Hebesatz zur Errechnung der Gewerbesteuer variiert von Gemeinde zu Gemeinde, sodass gerade große Unternehmen Standorte wählen, wo der Gewerbesteuerhebesatz möglichst gering ist. Die Gewerbesteuer muss nur von gewerblich tätigen Selbständigen gezahlt werden. FreiberuflerInnen sind davon befreit. Für EinzelunternehmerInnen und Personengesellschaften, z.B. als Gesellschaft bürgerlichen Rechts, also einer GbR, gibt es einen Freibetrag von aktuell 24.500 Euro im Jahr. Wenn Ihr Unternehmen mehr Gewinn erzielen sollte, wird nur der Betrag, welcher über 24.500 Euro liegt, versteuert. Die Berechnung der Gewerbesteuer erfolgt durch die einheitliche Steuermesszahl in Höhe von 3,5 Prozent sowie durch den jeweiligen Hebesatz der Gemeinde. Grundsätzlich wird die vom Unternehmen bezahlte Gewerbesteuer auf die Einkommensteuerschuld der EinzelunternehmerIn oder GesellschafterIn einer Personengesellschaft angerechnet, sodass sich die zu zahlende Einkommensteuer mindert. Diese Anrechnung bezieht sich jedoch nur auf die anteilige Einkommensteuer, die auf Einkünfte aus Gewerbebetrieb zu entrichten ist.

DIE 7 EINKOMMENSARTEN

Das Einkommensteuerrecht kennt sieben Einkunftsarten:

- Einkünfte aus Land- und Forstwirtschaft
- Einkünfte aus Gewerbebetrieb (Gewerbetreibende)
- Einkünfte aus selbständiger Arbeit (FreiberuflerInnen)
- Einkünfte aus nichtselbständiger Arbeit (Angestellte)
- Einkünfte aus Kapitalvermögen (z.B. Zinsen)
- Einkünfte aus Vermietung und Verpachtung (z.B. Praxisraumvermietung)
- Sonstige Einkünfte (z.B. Renten)

Der Begriff »Einkünfte« bedeutet nichts anderes als die Differenz der jeweiligen Einnahmen und Ausgaben einer Einkunftsart. Bei unternehmerischen Einkünften heißt diese Differenz »Gewinn« oder »Verlust«.

DIE ERMITTLUNG DES ZU VERSTEUERNDEN EINKOMMENS

Als HeilpraktikerIn für Psychotherapie sind Sie in der Regel ausschließlich einkommensteuerpflichtig. Am Ende eines Kalenderjahres ermitteln Sie Ihre Einkünfte, da diese Einkommensteuer eine Jahressteuer ist. Zunächst tun Sie das für jede Einkommensart einzeln, dann rechnen Sie die Einkünfte zusammen. So können z.B. Verluste aus der selbständigen Tätigkeit mit anderen positiven Einkünften in einen Topf geschmissen und miteinander verrechnet werden. Haben Sie z.B. durch Ihre therapeutische Tätigkeit im Jahr Einkünfte aus selbständiger Arbeit von 30.000 Euro im Kalenderjahr und gleichzeitig 10.000 Euro Verluste aus Vermietung und Verpachtung, so mindern sich Ihre Einkünfte auf 20.000 Euro und dadurch Ihre Steuerlast. Wenn Sie gemeinsam mit Ihrem Ehepartner veranlagt werden, kommen hier auch dessen Einkünfte hinzu, da Sie als Ehepaar zusammen veranlagt werden. Was herauskommt, nennt man Summe der Einkünfte. Dann folgt der private, jedoch steuerlich zu berücksichtigende Teil. Es können Sonderausgaben, außergewöhnliche Belastungen und Freibeträge abgezogen werden, auch etwaige Verlustvorträge aus Vorjahren. Das, was übrig bleibt, ist das zu versteuernde Einkommen. Dieses ist die Grundlage zur Berechnung der Einkommensteuer.

Eine vereinfachte Darstellung des zu versteuernden Einkommens könnte so aussehen:

Die Ermittlung des zu versteuernden Einkommens
Summe der Einkünfte aus den Einkunftsarten
./. Altersentlastungsbetrag
= Gesamtbetrag der Einkünfte
./. Verlustvortrag aus Vorjahren ./. Sonderausgaben ./. außergewöhnliche Belastungen
= Einkommen
./. Freibeträge (z.B. Kinderfreibetrag)
= zu versteuerndes Einkommen
x Steuertarif
= zu zahlende Einkommensteuer

DER EINKOMMENSTEUERTARIF

Nach der Ermittlung des zu versteuernden Einkommens kann in einem zweiten Schritt der Steueranteil ermittelt werden. Um die soziale Ausgeglichenheit der deutschen Einkommensteuer zu gewährleisten, müssen Besserverdienende eine höhere Einkommensteuer abführen als Geringverdiener. Übrigens: In Deutschland decken rund 25 Prozent der SteuerzahlerInnen 75 Prozent des gesamten Einkommensteueraufkommens ab. Die Einkommensteuer hat einen progressiven Steuertarif. Das bedeutet: je mehr Sie verdienen, desto größer wird der prozentuale Anteil, den Sie an den Staat abführen müssen.

Der Staat gewährt jedem Steuerpflichtigen einen Grundfreibetrag, auf den keine Steuer anfällt. Damit will der Gesetzgeber das Existenzminimum freistellen. Bei Ledigen sind das derzeit 8.820 Euro (Stand 2017), bei Verheirateten das Doppelte. Erst wenn dieser Grundfreibetrag überschritten wird, geht die Besteuerung los, und zwar mit einem Steuersatz von 14 Prozent. Der Steuersatz steigt mit wachsendem Einkommen auf bis zu 42 Prozent bei einem zu versteuernden Einkommen von 54.057 Euro. Ab diesem Betrag liegt der Steuersatz gleichbleibend bei 42 Prozent. Für Verheiratete gilt immer das Doppelte. Ab einem zu versteuernden Einkommen von 256.304 Euro beträgt der Steuersatz 45 Prozent.

Der Steuersatz lässt sich eben wegen dieser komplexen Steigerungstechnik nicht leicht errechnen. Deshalb veröffentlicht die Finanzbehörde Einkommensteuertabellen, aus denen Sie Ihre Steuerbelastung einfach ablesen können: die Grundtabelle für Alleinstehende und die Splitting-Tabelle für Verheiratete. Auf www.einkommenssteuertabelle.de finden Sie die Grund- und Splittingtabelle verschiedener Jahre und darüber hinaus einen Einkommensteuerrechner. Ein Auszug aus der Steuertabelle, die jedes Jahr vom Finanzamt veröffentlicht wird, macht die oben angeführten Informationen deutlich:

Der persönliche Steuersatz ist der Durchschnittssteuersatz für Ihre gesamten Einkünfte. Mithilfe des Durchschnittsteuersatzes wissen Sie genau, wie viel Prozent des zu versteuernden Einkommens Sie ans Finanzamt

Auszug Steuertarif 2017 Grund- und Splittingtabelle		
Zu versteuerndes Einkommen in Euro	Einkommensteuer Grund/Splitting in Euro	Durchschnittssteuersatz Grund/Splitting in Prozent
bis 8.820	0/0	0/0
10.000	179/0	2/0
20.000	2.520/358	13/2
30.000	5.419/2.476	18/8
40.000	8.766/5.040	22/13
50.000	12.561/7.826	26/16
60.000	16.724/10.838	28/18
70.000	20.924/14.074	30/20
80.000	25.124/17.532	31/22
90.000	29.366/21.216	33/24
100.000	33.524/25.122	34/25

abführen müssen. Um den Durchschnittssteuersatz zu berechnen, multiplizieren Sie Ihre Einkommensteuer mal Hundert und teilen das Ergebnis durch Ihr zu versteuerndes Einkommen. Wenn Sie z.B. als Alleinstehende ein Einkommen von 60.000 Euro anvisieren, müssen Sie 28 Prozent davon für die späteren Steuerzahlungen zurücklegen.

EINKOMMENSTEUERVORAUSZAHLUNGEN

Während Angestellte jeden Monat auf Ihr Gehalt die Lohnsteuer zahlen, lassen sich die Steuern einer FreiberuflerIn erst nach Ablauf des Jahres ermitteln. Das Finanzamt möchte aber nicht bis dahin auf seine Steuern warten. Deshalb setzt es vierteljährlich Vorauszahlungen auf die zu erwartende Steuerschuld fest. ExistenzgründerInnen bestimmen die Höhe der Vorauszahlungen zunächst selbst, indem Sie im Gründungsbogen die Fragen zum erwarteten Gewinn für die ersten zwei Jahre beantworten. Aus diesen Angaben errechnet das Finanzamt die Jahressteuer, die dann in vier Raten im Voraus zu bezahlen ist. Liegt dann der erste Steuerbescheid vor, werden auf dessen Basis die Vorauszahlungen für das laufende Jahr festgesetzt. In den Folgejahren ergeben sich die laufenden Vorauszahlungen immer aus dem zuletzt festgesetzten Steuerbescheid.

Versuchen Sie, Ihren Gewinn immer möglichst realistisch anzusetzen, damit es nicht zu hohen Nachzahlungen kommt. Im dritten Jahr könnte es sonst heftig werden. Denn da erhalten Sie den ersten Steuerbescheid, meist mit der Steuernachzahlung für das erste Jahr, der nachträglichen Steueranpassung für das zweite Jahr, und der Anpassung der Vorauszahlungen für das dritte Jahr. Haben Sie dann zu wenig vorausbezahlt, können Steuernachforderungen auf Sie zukommen. Zahlen Sie zu viel voraus, fehlt Ihnen das Geld im Alltag. So oder so: Behalten Sie die Höhe Ihrer Vorauszahlungen im Blick, und legen Sie sich gegebenenfalls Geld zurück. Die Summe können Sie anhand Ihrer Buchführung oder der Information Ihrer SteuerberaterIn ungefähr einschätzen.

GEWINNERMITTLUNG DURCH EINNAHMEN-ÜBERSCHUSS-RECHNUNG - EÜR

Die zu versteuernden Einkünfte können nach verschiedenen Methoden ermittelt werden. Freiberuflich Tätige, wie Sie das z.B als HeilpraktikerIn für Psychotherapie sind, haben gegenüber Gewerbetreibenden einen deutlichen Vorteil: Das Finanzamt verlangt von Ihnen nur eine vereinfachte Gewinnermittlung nach § 4 Abs. 3 des ESTG, auch »einfache Buchführung« genannt. Statt eine Bilanz erstellen zu müssen, ist diese Form mit viel weniger Kosten und Aufwand verbunden und verlangt zudem von Ihnen recht überschaubare Vorkenntnisse.

GRUNDZÜGE UND VORTEILE

Die vereinfachte Gewinnermittlung bietet viele Vorzüge gegenüber der Bilanzierung:

Ersparnis von Zeit und Geld

Gegenüber der Bilanzierungspflicht können die Einkünfte deutlich einfacher und mit wesentlich weniger Zeitaufwand ermittelt werden. Auch bei der Beauftragung einer SteuerberaterIn ist diese Form der Gewinnermittlung relativ günstig.

Betriebseinnahmen - Betriebsausgaben = Gewinn oder Verlust

Sie müssen nicht aufwendig bilanzieren, sondern können als Gewinn den Überschuss der Betriebseinnahmen über die Betriebsausgaben ansetzen. Das machen Sie ganz einfach durch belegmäßige Aufstellung: Sie sammeln die Belege Ihrer Einnahmen und die Ihrer Ausgaben und stellen deren Summen gegenüber.

Zufluss-Abfluss-Prinzip

Die Ein- und Ausgaben werden jeweils zum Zeitpunkt des tatsächlichen Zu- und Abflusses gebucht. Das heißt, dass nicht die Rechnungsstellung entscheidend ist, sondern der Zahlungseingang. Stellen Sie z.B. im Dezember 2017 eine Rechnung, die von Ihrer KlientIn erst im Januar 2018 beglichen wird, werden diese Einnahmen dem Folgejahr, also 2018, zugerechnet. Barzahlungen werden sofort verbucht. Die einzige Ausnahme gilt für regelmäßig wiederkehrende Einnahmen oder Ausgaben, die 10 Tage vor Beginn oder nach Beendigung des Kalenderjahres entstehen. Diese werden abweichend vom tatsächlichen Geldfluss in dem Jahr berücksichtigt, dem sie zugehörig sind. Ein Beispiel: Zahlen Sie die Dezembermiete Ihrer Praxisräume erst am 3. Januar des neuen Jahres, ist diese Mietzahlung dem alten Jahr zuzurechnen.

Freie Aufzeichnungsform bis zu einem Jahresumsatz von 17.500 Euro

Die eigenen Einnahmen-Überschuss-Aufzeichnungen müssen keine bestimmte Form haben: Handgeschriebene Eintragungen in Kladden oder Computerlisten genügen. Bis zu einem Jahresumsatz von 17.500 Euro bestimmen Sie die äußere Form der Gewinnermittlung selbst. Liegen Ihre Einkünfte darüber, muss der Gewinn oder Verlust mithilfe des offiziellen EÜR-Formulars ermittelt werden.

Aufzeichnung von Barzahlungsvorgängen in einem separaten Kassenbuch ist nicht vorgeschrieben

Als Einnahmen-Überschuss-RechnerIn müssen Sie Ihre Bareinnahmen zwar vollständig belegen, aber kein Kassenbuch führen. Das ist für Sie von Vorteil, weil eine einfache Aufzeichnung wie weiter unten beschrieben zeitsparend und weniger fehlerbehaftet ist.

Sie müssen Ihr Betriebsvermögen nicht ausweisen und bewerten

Da lediglich nach dem Geldflussprinzip vorgegangen wird, müssen Sie kein Betriebsvermögen und keine Betriebsschulden ausweisen. Allein der Zahlungsein- und abgang zählt. Eine mögliche Inventur entfällt in aller Regel, vor allem deswegen, weil FreiberuflerInnen Dienstleistungen und keine Waren anbieten. Eine Sonderstellung haben abnutzbare Anlagegüter, wie z.B. der betrieblich genutzte PKW oder die Praxisausstattung. Deren Anschaffungskosten, sollten diese einem Wert über 410 Euro netto überschreiten (ab 2018 800 Euro), dürfen Sie im Anschaffungsjahr nicht in voller Höhe als Ausgabe verbuchen. Der Wert muss auf die betriebsgewöhnliche Nutzungsdauer verteilt werden. Diesen Verteilungsvorgang nennt man landläufig »Abschreibung«. Lesen Sie hierzu das betreffende Kapitel.

Die Höhe des Gewinns kann beeinflusst werden

Indem Einnahmen in das Folgejahr verschoben oder Ausgaben vorgezogen werden können, haben Sie einen Einfluss auf die Höhe des Gewinns.

ORDNUNG IN DER BUCHFÜHRUNG

Sollten Sie sich daran wagen, Ihre Buchführung und die Einnahmen-Überschuss-Rechnung selbst zu machen, dann setzen Sie von Anfang an auf ein übersichtliches und einfach handhabbares Ordnungssystem. Bewährt hat sich in seiner Einfachheit folgendes Vorgehen:

MEIN ORDNUNGSSYSTEM

Mit folgendem System ist es einfach, Ordnung in Ihre Buchführung zu bringen. Es ist kaum zeitaufwändig. So haben Sie jederzeit Überblick über Ihre Finanzen und alles ist griffbereit:

Mein Ordnungssystem	
Beschaffen Sie sich vier Mappen oder Körbchen oder eine Fächermappe, beschriftet mit	"1. Eingangsrechnungen offen" "2. Eingangsrechnungen bezahlt" "3. Ausgangsrechnungen offen" "4. Ausgangsrechnungen bezahlt"
Versehen Sie drei Ordner mit Trennstreifen, beschriftet mit	"Belege" "Finanzamt" "Kontoauszüge und Kassenbuch"
und fertigen Sie eine Tabelle, angelegt im PC, beschriftet mit	"Belege" "Finanzamt" "Kontoauszüge" "Kassenbuch"

SO FUNKTIONIERT DAS SYSTEM

Gehen Sie folgendermaßen vor:

- Rechnungen, die Sie erhalten, kommen in Ablage 1
- und wenn Sie diese zahlen, in Ablage 2.

Genauso verfahren Sie mit den Rechnungen, die Sie z.B. an KlientInnen stellen:

- Bei Rechnungsstellung werden diese in Ablage 3 abgelegt,
- bei Zahlung in Ablage 4.

Günstig ist, das jeweilige Zahlungsdatum direkt auf der jeweiligen Rechnung zu notieren.

Die gesamte Post, die Sie vom Finanzamt erhalten, wie z.B. Anmeldungen, Steuerbescheide oder Korrespondenz, ordnen Sie am besten gleich in den Ordner »Finanzamt« ein.

Im Ordner »Kontoauszüge/Kassenbuch bzw. Einnahmenliste« führen Sie Ihre Kassenaufzeichnungen und legen die Kontoauszüge ab.

Am Ende des Monats ordnen Sie die Belege im Ordner »Belege« nach Datum. Diesen Ordner teilen Sie auf in die Kategorie »Einnahmen« und »Ausgaben«. Auf die Trennstreifen schreiben Sie den jeweiligen Monat. Sie können diese auch gleich im Tabellenprogramm oder in Word erfassen. Sollten Sie die Belege zudem noch in bestimmte Kategorien unterteilen wollen, z.B. Büromaterial, dann orientieren Sie sich zur Vereinfachung an der Einteilung auf dem Formular »EÜR« des Finanzamts. Dieses müssen Sie ab einer jährlichen Höhe der Betriebseinnahmen von 17.500 Euro verwenden.

Bis zum Jahresende heften Sie nun monatlich Ihre Belege ab. Nach Ablauf des Jahres addieren Sie die einzelnen Einnahmen- und Ausgabenpositionen und tragen diese in der »Anlage EÜR« und in die »Anlage AVEÜR« ein. Die Differenz, also das Gesamt-Jahresergebnis (Gewinn oder Verlust) tragen Sie zudem in die »Anlage S« für Einkünfte aus selbstständiger Arbeit ein. Dann erstellen Sie noch eine Aufstellung Ihrer Anlagegüter und fertig. Alles zusammen reichen Sie mit Ihrer Einkommensteuererklärung beim Finanzamt ein.

Übrigens erwartet das Finanzamt von Ihnen, dass Ihre Buchführung so geordnet ist, dass sich auch sachkundige Fremde problemlos zurechtfinden können ohne lange suchen zu müssen.

Beispiel: Tabellarische Aufstellung der Einnahmen eines Monats

Datum	Einzel-sitzungen	Gruppen-sitzungen	Seminare	Vorträge	Sonstig
01.05.	80,00				
02.05.	80,00				
05.05.	60,00	120,00			
06.05.	120,00				
12.05.	160,00				17,80
14.05.	75,00				
18.05	90,00			123,00	15,50
27.05.	56,00		500,00		
29.05.	80,00			250,00	
30.05.		120,00			9,27

EINNAHMEN-ÜBERSCHUSS-RECHNUNG SELBST GEMACHT

Wie bereits oben erwähnt, wird es bei Betriebseinnahmen von weniger als 17.500 Euro im Wirtschaftsjahr nicht beanstandet, wenn Sie der Steuererklärung anstelle des Vordrucks eine formlose Gewinnermittlung beigefügen. Insoweit verzichtet die Behörde auf die elektronische Übermittlung der Einnahmen-Überschuss-Rechnung nach amtlich vorgeschriebenem Datensatz durch Datenfernübertragung.

KASSENBUCH BZW. EINNAHMENLISTE

Barzahlungen werden in Ihrer Praxis, zumindest wenn Sie mit Ihren KlientInnen Barzahlung nach jeder Therapiesitzung vereinbart haben, häufig vorkommen. Diese Einnahmen müssen Sie lediglich gewissenhaft in einer Einnahmenliste aufzeichnen. Sie könnten ein »richtiges« Kassenbuch führen, allerdings ist die Führung eines Kassenbuches mit hohen formalen Anforderungen verbunden, was Ihnen durch Ihren FreiberuflerInnenstatus

Beispiel: Tabellarische Aufstellung der Ausgaben eines Monats						
Datum	Fach-litera-tur	Fortbil-dungen	Werbe-ausga-ben	Büro-mate-rial	Porto	Son-stige
01.05.						7,50
08.05.	25,90					
12.05.		320,00			10,00	
14.05.			59,00			
18.05.				17,80		
21.05.				15,50		
26.05.						
27.05.			102,00		13,00	
29.05.	9,27					
30.05.						3,90

erspart bleibt. In seinem Beschluss vom 16.2.2006, Az. X B 57/05 führt der Bundesfinanzhof BFH aus, dass es keine gesetzliche Regelung gibt, wonach Einnahmen-Überschuss-RechnerInnen verpflichtet sind, ihre Bareinnahmen gesondert in einem Kassenbuch aufzuzeichnen. Sie sind lediglich verpflichtet, Ihre Einnahmen - somit auch Ihre Bareinnahmen - einzeln und getrennt nach Steuersätzen aufzuzeichnen. Diese Aufzeichnungspflicht gilt auch für Zwecke der Einkommenssteuer. Es reicht völlig aus, wenn Sie Ihre Bareinnahmen und -ausgaben anhand von Belegen nachweisen. Sie erfüllen Ihre Verpflichtung z.B. dann, wenn Sie sämtliche Ausgangsrechnungen chronologisch nach dem Tag des Geldeingangs ablegen oder nach Rechnungsnummern und handschriftlich in Listen eintragen. Es reicht aus, wenn Sie auf den Rechnungen vermerken, ob der Geldeingang auf dem Bankkonto oder in bar erfolgte.

Beispiel: Einnahmen-Überschuss-Rechnung Januar bis Dezember			
Betriebseinnahmen			
Einzeltherapien	28.460,00		
Gruppentherapien	9.400,00		
Beratungen	3.560,00		
Summe Betriebseinnahmen		41.420,00	
Betriebsausgaben			
Raumkosten	4.200,00		
Versicherungen	200,00		
Beiträge	180,00		
Fachliteratur	550,00		
Werbung	1.700,00		
Fortbildungskosten	1.800,00		
Büromaterial	350,00		
Supervision	120,00		
Abschreibungen	1.000,00		
Summe Betriebsausgaben		9.780,00	
Gesamtbetrag = Gewinn			31.320,00

BETRIEBSEINNAHMEN

Betriebseinnahmen sind alle Einnahmen in Geld und Sachwerten, die Sie aus Ihrer Tätigkeit erzielen. Diese sind in der Gewinnermittlung zu erfassen und zu versteuern.

Als Betriebeseinnahmen gelten z.B.

- Honorare aus Therapie, Beratung und Coaching
- Einnahmen aus Seminaren oder Unterricht
- Mieteinnahmen

- und alle Erlöse aus Hilfs- und Nebengeschäften. Erlöse aus Hilfs- und Nebengeschäften entstehen dann, wenn Sie z.B. Ihre alte Behandlungsliege oder andere Gegenstände aus Ihrer Praxis verkaufen.

Es wird unterschieden in originäre und fiktive Betriebseinnahmen. Als originäre Betriebseinnahmen bezeichnet man alle Einnahmen, die Sie durch Ihre Tätigkeit erwirtschaften. Fiktive Betriebseinnahmen sind die so genannten Privatanteile. Wenn Sie z.B. Ihr Diensthandy privat nutzen oder mit dem Dienstwagen Privatfahrten unternehmen, dürfen diese den steuerlichen Gewinn nicht mindern und werden deshalb so behandelt, als wären sie Betriebseinnahmen.

Nicht zu den Betriebseinnahmen zählen

- Darlehen. Wenn Sie einen Kredit in Anspruch nehmen, ist die Auszahlung des Kredits keine Betriebseinnahme, die Rückzahlung keine Betriebsausgabe.
- Beträge, die Sie erkennbar in fremden Namen und für fremde Rechnung annehmen, und an Dritte weiterreichen. Diese sind so genannte durchlaufende Posten, z.B. die Umsatzsteuer.
- Privateinlagen. Als Privateinlage wird die Zuführung von privaten Vermögensgegenständen an das Unternehmen bezeichnet, die dann für unternehmerische Zwecke genutzt werden. Privateinlagen können sowohl Geld- als auch Vermögenseinlagen in Form von Sachen und Gütern sein. Wenn Sie private Gegenstände in den Betrieb einlegen, z.B. Ihr Laptop oder Ihr Auto, sind diese zum Zeitpunkt der Einlage keine Betriebseinnahmen. Erst später, wenn Sie verkauft werden, ist der Verkaufserlös eine Betriebseinnahme. Sie können dann sämtliche laufenden Kosten, die durch den Gegenstand verursacht werden, z.B. Reparaturen, als Betriebsausgaben berücksichtigen. Ist das in den Betrieb eingelegte Wirtschaftsgut abnutzbar, verliert es also durch die Nutzung an Wert, besteht darüber hinaus die Möglichkeit der Abschreibung. Jede Einlage in Ihre Praxis müssen Sie wertmäßig, das heißt, mit dem tatsächlichen Wert, dem Teilwert, erfassen. Rechnerisch bedeutet das, dass der Einlagewert höchstens die Anschaffungs- bzw. Herstellungskosten abzüglich

der bis zur Einlage rechnerisch entfallenden Abschreibung, dem Restwert, beträgt. Es lohnt sich nur, Gegenstände in Ihre Praxis einzulegen, die nicht schon so alt sind, dass sie noch, zumindest teilweise, abgeschrieben werden können. So lohnt z.B. ein Laptop, der älter als drei Jahre ist, nicht.

BETRIEBSAUSGABEN

Betriebsausgaben sind alle Ausgaben, die im Zusammenhang mit Ihrer Tätigkeit stehen. Diese können steuerlich abgesetzt bzw. geltend gemacht werden. »Etwas steuerlich geltend machen« bedeutet, dass Sie etwas vom Finanzamt zurück- bzw. erstattet bekommen können. Solange Sie diesen Anspruch dem Finanzamt nicht mitteilen, passiert gar nichts. Erst wenn Sie in Ihrer Steuererklärung die Ausgabe angeben, machen Sie Ihren Anspruch geltend. Allerdings bedeutet dies nicht, dass Sie den gesamten Betrag einfach vom Finanzamt zurückfordern können. Es bedeutet lediglich, dass dieser Betrag, sollten Sie Steuern auf Ihr Einkommen zahlen müssen bzw. bereits gezahlt haben, in der Einkommensteuererklärung angegeben werden kann und Sie den Steueranteil erstattet bekommen. Die Ausgaben, die Sie steuerlich geltend machen können, mindern den Gewinn.

»Arbeitsmittel« ist der Fachjargon für Gegenstände zur unmittelbaren Erledigung von beruflichen Aufgaben. Was ein Arbeitsmittel ist, richtet sich immer nach dem konkreten Beruf und der tatsächlichen Nutzung im Einzelfall, nicht nach der Eigenart des Gegenstandes. Daher können auch Gegenstände als Arbeitsmittel gelten, die sonst üblicherweise im Privatbereich verwendet werden. So sind z.B. die Playmobilfiguren, die Sie für Aufstellungen auf dem Systembrett verwenden, Betriebsausgabe, obwohl sie sonst als Spielzeug gelten. Als Daumenregel gilt: Alles was klar dem Beruf zuordenbar ist, ist Betriebsausgabe. Privat veranlasste Kosten haben nichts in Ihrer Gewinnermittlung zu suchen. Sie sind Kosten der privaten Lebensführung. Die Kosten für Arbeitsmittel sind nur dann komplett absetzbar, wenn diese Gegenstände zu mindestens 90 Prozent beruflich genutzt werden oder sich der betriebliche Kostenanteil einfach und klar trennen lässt. Eindeutig zu trennen sind nach Auffassung der Gerichte Kosten für PKW, Telefon und Arbeitszimmer. Für einige teils beruflich, teils privat genutzte Gegenstände wie z.B. Computer, Telefon und Internet gelten Sondervorschriften für die Aufteilung der Kosten.

Die folgende Liste gibt Ihnen einen Überblick über Betriebsausgaben, die im Zusammenhang mit Ihrer Tätigkeit stehen können:

- Praxismiete inclusive Nebenkosten
- Kosten für Aus-, Fort- und Weiterbildung und dabei anfallende Fahrtkosten, Übernachtungskosten, Nebenkosten für die Reise sowie Verpflegungsmehraufwendungen
- Fahrtkosten/betriebliches Fahrzeug
- Möbel, Teppiche und Einrichtungsgegenstände wie Stühle, Tische, Regale, Schreibtischlampe
- Technische Gerätschaften wie Festnetztelefon, Mobiltelefon, Fax, Computer, Router
- Betrieblich genutzte Software, Steuerberaterkosten oder Steuersoftware
- Löhne und Gehälter
- Fachbücher und Fachzeitschriften
- Werbematerialien, Schilder, Stempel, Anzeigen
- Berufliches Coaching, Beratung, Steuerberatung
- Berufshaftpflicht und Praxisversicherungen
- Fotoapparat/Filmkamera zur Dokumentation von Sitzungen
- Gegenstände, die als Arbeitsmittel aus dem privaten in den beruflichen Bereich übernommen werden (Umwidmung)
- Typische Berufskleidung
- Bilder und Dekorationsartikel

- Verbrauchsmaterialien, Büro- und Therapiematerialien
- Reinigungs- und Putzmittel
- Zeitschriften für den Wartebereich
- Videokamera zum therapeutischen Einsatz
- Reparaturen oder Wartungsarbeiten an Geräten
- Toilettenpapier, Taschentücher
- Wasserspender im Wartebereich

Diese Liste ist längst nicht abschließend. Grundsätzlich können Sie alle Ausgaben, die Ihnen im betrieblichen Zusammenhang entstehen, als Betriebsausgaben absetzen. Das Finanzamt darf nicht entscheiden, was für Sie Betriebsausgabe ist oder nicht. Ob die Betriebsausgaben angemessen, zweckmäßig oder üblich sind, beurteilt das Finanzamt zunächst nicht. Wohl aber sind Sie zur Erläuterung verpflichtet. Wenn Sie allerdings den teuersten Plasma-Bildschirm in Ihren Arbeitsräumen benötigen, sollten Ihre Argumente höchst überzeugend sein, damit nicht der Rotstift angesetzt wird. Ziehen Sie durchaus in Betracht, dass es den BeamtInnen an Sachkenntnissen über Ihre spezielle Materie fällt. Woher sollten Sie diese auch haben. Begründen Sie daher in Fällen von Nachfragen sachlich, welchem Zweck bestimmte Ausgaben dienten. Ob das spezielle Yin-Yang Mobile oder ein ansprechender Kunstgegenstand: solange die Verhältnismäßigkeit in Bezug auf die Einnahmen gewahrt bleibt, bleibt Ihnen unbenommen, das anzuschaffen, was Sie für betrieblich notwendig erachten.

Ausbildungskosten

Das Finanzamt unterscheidet zwischen Berufsausbildung und Berufsfortbildung. Diese Unterscheidung ergibt sich für die Behörde aus Ihrem Fortbildungsstand, aus Ihrer beruflichen Stellung und der erkennbaren Absicht, mit der die Maßnahme verfolgt wird.

Haben Sie bereits eine erste Ausbildung abgeschlossen, und entstehen weitere Ausbildungskosten, können Sie diese als vorgezogene Betriebsausgaben steuermindernd ansetzen. Als Ausbildung wir die Vorbereitung auf einen künftigen Beruf oder Berufsausübung betrachtet. Dabei müssen in der Ausbildung Inhalte vermittelt werden, die die Möglichkeit erschließen, eine berufliche Stellung oder einen Berufswechsel anzustreben. Je weiter entfernt die Maßnahme von der bisherigen Tätigkeit ist, desto eher liegt für die Behörden eine Ausbildung vor. Als Beispiel könnte man die Bilanzbuchhalterin nennen, die sich zur HeilpraktikerIn für Psychotherapie ausbilden lässt.

Grundsätzlich gilt, dass Ausbildungskosten, die mit zukünftigen Einnahmen im konkreten Zusammenhang stehen, als vorweggenommene Betriebsausgaben angesetzt werden können. In diesem Fall muss nach Abschluss der Ausbildung innerhalb eines angemessenen Zeitraumes eine entsprechende Tätigkeit angefangen werden. In der Regel will das Finanzamt nach etwa drei Jahren von Ihnen den Nachweis erhalten, dass ein so genanntes »Gewinnstreben« vorhanden ist. Andernfalls gilt die Ausbildung als Liebhaberei, und die eingesparten Steuern könnten vom Finanzamt zurückgefordert werden.

Die Kosten für Ihre Ausbildung werden übrigens nicht erst im Jahr Ihrer Praxisgründung steuerlich angesetzt. Sie müssen die entstehenden Kosten immer für das Jahr geltend machen, in welchem diese entstanden sind. Sie sparen also nur dann Steuern, wenn Sie zum Zeitpunkt der Ausgabe über ein steuerpflichtiges Einkommen, z.B. durch Ihre Tätigkeit als Angestellte, verfügen. Wenn dieses Einkommen gerade so gering ist, dass Ihnen ein vorweggenommener Verlust gar nichts nützen würde, können Sie einen Verlustrücktrag vornehmen, also den Verlust mit dem Einkommen des Vorjahres verrechnen oder diesen für das nächste Jahr vortragen lassen. Als absetzbare Kosten im Zusammenhang mit einer Ausbildung gelten beispielsweise die Ausbildungsgebühren, Lernmaterialien, Fachbücher, Kopiergelder, Fahrtkosten, ggf. Kosten der auswärtigen Unterbringung, Verpflegungsmehraufwendungen, Kinderbetreuungskosten, Fahrtkosten zu Arbeitsgemeinschaften und Ähnliches.

Sollte das Finanzamt Ihre vorweggezogenen Betriebsausgaben nicht anerkennen, legen Sie Einspruch ein und begründen Sie diesen gut und glaubhaft. Wir Deutschen bilden uns gerne weiter, nicht immer mit dem Hintergrund, dass später tatsächlich eine berufliche Tätigkeit verfolgt wird, beispielsweise, weil sich eine UmweltingenieurIn, die in einem lukrativen und zukunftsorientierten Beruf Fuß gefasst hat, sich als HeilpraktikerIn weiterbildet und dies zur persönlichen Weiterentwicklung tut, damit aber letztlich keinen beruflichen Weg mit dieser Ausbildung plant. Das weiß auch das Finanzamt und lehnt, sollte Ihr Bestreben nicht schlüssig sein, Ihr Anliegen ab. Und eine steuerliche Begünstigung ist eben nur dann statthaft, wenn diese wirklich eine Betriebsausgabe ist.

Aufwendungen für den erstmaligen Erwerb von Kenntnissen, die zur Aufnahme eines Berufs befähigen, beziehungsweise für ein erstes Studium, betrachtet das Finanzamt übrigens als Kosten der Lebensführung. Diese Aufwendungen können bis zu einer Höhe von 6.000 Euro im Jahr als Sonderausgaben anerkannt werden. Der Ansatz Ihrer Ausbildung zur HeilpraktikerIn für Psychotherapie als Sonderausgabe könnte dann der Richtige sein, wenn Sie z.B. nach Ihrer Schulausbildung keine Berufsausbildung machten, weil die Kinder kamen.

Fortbildungskosten

Fortbildung bezeichnet die Kenntniserweiterung, also eine Weiterqualifizierung im ausgeübten Beruf, beispielsweise wenn Sie sich als Heilpraktikerin für Psychotherapie in Traumatherapie weiterbilden. Fortbildungen sind Investitionen in die berufliche Zukunft. Deshalb akzeptiert das Finanzamt die Kosten für Fachseminare, Fachtagungen und Kongresse in der Regel in unbegrenzter Höhe im In- und Ausland. Fortbildungskosten sind Betriebsausgaben, sowie alle benötigten Lern- und Arbeitsmaterialien, Fachbücher, Kopier-, Fahrt- und Unterbringungskosten, Verpflegungsmehraufwendungen, Kinderbetreuungskosten, Fahrtkosten zu Arbeitsgemeinschaften und Ähnliches, die in diesem Zusammenhang entstehen. Sammeln Sie als Nachweise Einladungen, Seminarprogramme, Teilnahmebestätigungen und Hotelrechnungen.

Ein Seminar im Ausland und Kosten für Fachtagungen und Kongresse sind steuerlich abziehbar, wenn diese ausschließlich oder überwiegend der beruflichen Sphäre zuzuordnen sind. Die Reise muss im Rahmen einer lehrgangsmäßigen Organisation durchgeführt werden. Der volle Reisekostenabzug setzt voraus, dass die Verfolgung privater Interessen nahezu ausgeschlossen ist, wie z.B. Erholung, Bildung und Erweiterung des Horizonts. Trifft dies nicht zu, sind die Reisekosten in aller Regel insgesamt nicht abziehbar. Wenigstens hatte bisher der Bundesfinanzhof BFH so entschieden. Seit einigen Jahren hat sich diese Anschauung allerdings grundlegend geändert. Sie können nun von der Möglichkeit der Aufteilung von Reisekosten Gebrauch machen. Jetzt können gemischte Reisen, sofern sie abgrenzbare berufliche bzw. betriebliche und private Anteile enthalten, aufgeteilt werden. Wenn Sie beruflich bedingte Reisen mit privatem Urlaub verbinden, bekommen Sie einen anteiligen Steuerabzug gewährt, wenn sich der berufliche und private Teil z.B. mit eigenständigen Rechnungen klar trennen lässt. Die Aufteilung erfolgt anhand der Zeitanteile. Allerdings obliegt es Ihnen als Steuerpflichtiger, den nicht nur untergeordneten beruflichen Anlass der entsprechenden Veranstaltung nachzuweisen, indem Sie die Höhe der beruflich und privat veranlassten Anteile darlegen, etwa durch Führung eines Reisetagebuchs, in dem Sie die Zeitanteile festhalten. Eine Aufteilung ist allerdings nicht erforderlich bei den Teilnahmegebühren, wenn zusätzlich angebotene private Veranstaltungen immer gesondert abgerechnet werden. Eine Anwesenheitsbescheinigung oder ein straffes Veranstaltungsprogramm erleichtern die Anerkennung von Fortbildungskosten, vor allem dann, wenn diese in Urlaubsregionen mit hohem Freizeitwert stattfinden.

Reisekosten

Wenn Sie berufsbedingt unterwegs sind, sei es auf Fortbildung, Messen, Tagungen, zu Super- oder Intervisionsgruppen, Sie eine Burnout-Therapiegruppereise leiten oder zu anderen berufsbezogenen Anlässen unterwegs sind, können Sie die entstandenen Reisekosten steuermindernd absetzen. Zu den Reisekosten zählen:

Fahrtkosten

Fahren Sie mit Ihrem Privatwagen, gilt die Kilometerpauschale von 0,30 Euro. Benutzen Sie Ihren Geschäftswagen, sind alle anfallenden Kosten Betriebsausgaben und kommen nach der Fahrtenbuchmethode oder der 1-Prozent-Regelung zum Ansatz. Fahren Sie mit Bahn, Bus oder Taxi oder lassen Sie sich mitnehmen, sind die Tickets oder der bezahlte Fahrtkostenanteil voll absetzbar.

Verpflegungskosten

Kosten für Essen und Trinken werden als Kosten der privaten Lebensführung betrachtet. Diese sind normalerweise nicht abzugsfähig. Jedoch weiß das Finanzamt, dass eine auswärtige Verpflegung teurer ist als die Verpflegung zu Hause. Für diesen Verpflegungsmehraufwand gewährt man deshalb bestimmte Pauschalen pro Kalendertag. Deshalb brauchen Sie Ihre Belege nicht zu sammeln.

Inlandsreisen

Für Inlandsreisen gilt: Eine Pauschale von 12 Euro erhalten Sie, wenn Sie auswärts übernachten, für den Anreise- sowie für den Abreisetag, oder wenn Sie nicht übernachten und mehr als 8 Stunden unterwegs sind. Bei 24stündiger Abwesenheit erhalten Sie 24 Euro.

Ein Beispiel: Sie fahren am Freitag, 17.00 Uhr auf eine Fortbildung, und kommen am Sonntag um 19.00 Uhr zurück. Sie können 48 Euro als Verpflegungsmehraufwand absetzen: Je 12 Euro für den An- und Abreisetag, und für den Samstag erhalten Sie 24 Euro.

Auslandsreisen

Für Auslandsreisen gelten länderspezifische Pauschbeträge, die Sie als Betriebsausgaben ansetzen dürfen. Sie auf der Webseite des Bundesfinanzministeriums www.bundesfinanzministerium.de unter dem Stichwort »Auslandsreisen« finden. Haben Sie nicht sowieso ein entsprechendes PC-Programm, gibt es die Möglichkeit, Ihre Reisekostenabrechnung online und rechtlich sicher auf www.reisekosten-verpflegungsmehraufwand.de zu erledigen.

Übernachtungskosten

Die Kosten für Übernachtung, z.B. im Hotel, einer Pension oder einer Ferienwohnung sind grundsätzlich durch Einzelbelege nachzuweisen und können in voller Höhe abgesetzt werden. Jedoch muss auf der Rechnung immer der Anteil für Verpflegung heraus gerechnet werden, da dieser ja bereits mit den Pauschalen abgedeckt ist. Das heißt, dass z.B. bei einer Übernachtung im Hotel mit Frühstück die reinen Übernachtungskosten und die Kosten für das Frühstück gesondert ausgewiesen müssen. Als Selbstständige können Sie nur die Ihnen tatsächlich entstandenen Kosten geltend machen, denn die Pauschale steht Ihnen - anders als ArbeitnehmerInnen - seit 2008 nicht mehr zu. Auch andere Unterbringungsarten, z.B. wenn Sie mit eigenem Wohnmobil reisen oder bei jemandem übernachten und dafür bezahlen, können mit den tatsächlichen Kosten angesetzt werden.

Reisenebenkosten

Absetzbar sind zudem Reisenebenkosten wie Parkkosten, Trinkgelder, Mautgebühren und Kosten für Gepäckaufbewahrung.

Auf der Seite www.reisekosten-verpflegungsmehraufwand.de können Sie übersichtlich und rechtssicher Ihre Reisekostenabrechnung erstellen.

Kosten Praxisräume

Miete und Mietnebenkosten sind bei angemieteten Praxisräumen als Werbungskosten absetzbar. Wenn Sie sich in einer Praxis eingemietet und einen Untermietvertrag mit einer PraxiseigentümerIn abgeschlossen haben, und die Räumlichkeiten fest, stunden- oder tageweise nutzen, sind alle Ihre Aufwendungen, die Sie vertraglich zahlen müssen, ebenfalls Betriebsausgaben.

Nutzen Sie Räume in Ihrer privaten Mietwohnung oder im gemieteten Haus, dann betreiben Sie im Finanzamts-Deutsch eine häusliche Betriebsstätte. Sie müssen in diesem Fall prozentual berechnen, wie viele Quadratmeter Sie privat und wie viele Sie geschäftlich bzw. gemischt nutzen. Das

Finanzamt verlangt einen Grundriss mit Skizzierung und Berechnung der Flächen nach Privat- und Praxisanteil. Wenn Räume gemischt genutzt werden, wie z.B. Flur und Toilette, können sie zur Hälfte angesetzt werden.

Betreiben Sie Ihre Praxisräume in einem Haus, das Ihnen allein gehört, dann zählt der eigenbetrieblich genutzte Gebäudeteil zum notwendigen Betriebsvermögen, wenn sein anteiliger Wert mehr als 20 Prozent des gesamten Grundstückswerts beträgt oder mehr als 20.500 Euro inkl. anteiligen Bodenwert ausmacht. Der Grundstückswert ist der Wert von Grund und Boden zuzüglich des Gebäudes. Die zweite Grenze wird meist schon beim Arbeitszimmer überschritten. Die anteilige Gebäudeabschreibung ist dann Betriebsausgabe. Wird die freiberufliche Tätigkeit aufgegeben, so kann sich eine Differenz zwischen Zeitwert sowie Buchwert für Grund und Boden und das Gebäude ergeben. Dann ist eine Einkommensteuernachzahlung möglich. Eine solche ist vor allem für FreiberuflerInnen ab dem 55. Lebensjahr zu überprüfen, denn für sie gilt ein Freibetrag von 45.000 Euro, wenn sie ihren Betrieb aufgeben. Zu einer Einkommensteuererhöhung kann es auch dann kommen, wenn die Immobilie veräußert wird.

Ist Ihr Ehepartner Alleineigentümer, dürfen weder Sie noch er eine Abschreibung auf den betrieblich genutzten Gebäudeteil absetzen. Die Lösung: Schließen Sie einen Mietvertrag mit Ihrem Ehegatten über die Praxisräume oder das Arbeitszimmer. Sind Sie und Ihr Ehepartner gemeinschaftlich Eigentümer des Gebäudes und wurde kein Mietvertrag zwischen Ihnen als Unternehmer und der von Ihnen und Ihrem Ehepartner gebildeten Grundstücksgemeinschaft abgeschlossen, dürfen Sie die volle Abschreibung für die betrieblich genutzten Räume als Betriebsausgabe absetzen, sofern der Anteil der Räume am Gebäude nicht größer ist als Ihr Miteigentumsanteil.

Zur rechtlichen Seite einer Praxisgründung im eigenen Haus oder in der gemieteten Wohnung sei nur in Kürze angeführt: Zunächst können Sie davon ausgehen, dass auch in reinen Wohngebieten eine freiberufliche Tätigkeit ausgeübt werden darf. Ob eine Nutzungsänderung, also Umwandlung von Wohnraum in Praxis beantragt und genehmigt sein muss, richtet sich nach den Landesbauordnungen. Die meisten Justizministerien stellen die Landesgesetze ins Internet, wo sie sich informieren können. Je nach Art der Nutzung wird z.B. die Schaffung von Stellplätzen für die KundInnen gefordert, wenn Publikumsverkehr durch die Nutzung entsteht. Mit der HauseigentümerIn, den MietnachbarInnen oder MiteigentümerInnen eines Hauses mit Eigentumswohnungen ist eine Zustimmung zu vereinbaren. Die Teilungserklärung eines Hauses mit Eigentumswohnungen kann eine gewerbliche Nutzung untersagen oder die Erfüllung bestimmter Auflagen fordern. Will man gemieteten Raum als Praxisraum nutzen, so muss als allererstes der Vermieter zustimmen. Es ist dann Sache der EigentümerIn, den Antrag auf Nutzungsänderung zu stellen. VermieterInnen können bei einer vertragswidrigen Nutzung den Wohnungsmietvertrag fristlos kündigen und Schadenersatz verlangen.

Das Arbeitszimmer

Ein Arbeitszimmer ist ein beruflich genutzter Raum im eigenen Haus oder der eigenen Wohnung, den Sie für gedankliche, schriftliche oder verwaltungstechnische Aufgaben nutzen. Das Arbeitszimmer war schon immer ein Zankapfel zwischen dem Finanzamt und den SteuerbürgerInnen. Es darf nicht mit einer häuslichen Betriebstätte wie oben beschrieben verwechselt werden. Wegen der unmittelbaren Nähe zum privaten Lebensraum schaut das Finanzamt hier sehr genau.

Wenn das Arbeitszimmer den Mittelpunkt Ihrer Arbeit darstellt, ist die Sache klar: Die Kosten können voll von der Steuer abgesetzt werden. Beurteilt wird dabei nicht, wie viel Zeit Sie in diesen Räumen verbringen, sondern welche Art von Arbeit sie verrichten. Die Frage ist, ob Sie hier Kernaufgaben Ihrer Tätigkeit erledigten, und nicht nur Rechnungen schreiben und Belege verbuchen. Absetzbar sind die prozentualen Mietkosten, Miet- oder Abschreibungskosten bei Eigentum, Renovierungen, Wasser, Strom, Heizung, Müllabfuhr, Reinigungskosten, Hausratversicherung. Wenn Ihr Arbeitszimmer nicht den alleinigen Mittelpunkt Ihrer Arbeit darstellt, ist der Steuerabzug dann zulässig, wenn kein anderer Arbeitsplatz zur Verfügung steht. Das heißt für Sie: Mieten Sie Ihre Praxis- und Büroräume außerhalb Ihres Wohn- und Lebensmittelpunktes an, können Sie kein Arbeitszimmer absetzen. Allerdings könnte auf Sie folgender Fall zutreffen: Sie mieten für Ihre Therapiesitzungen als Untermieterin einen Raum in einer bestehenden Praxis allein für die Durchführung Ihrer Therapien. Alles Organisatorische, wie Bürotätigkeiten und Terminvereinbarungen, KlientInnen- und andere berufsbedingte Telefonate finden in Ihrem Arbeitszimmer statt. Die anfallenden Kosten sind in diesem Fall bis zu einer Höhe von 1.250 Euro im Jahr abzugsfähig. Die Ansprüche der Behörde: Ein Arbeitszimmer muss ein von der Wohnung abgetrennter, abgeschlossener Raum sein, das heißt auch kein Durchgangszimmer. Die gesamte Ausstattung soll der beruflichen Arbeit dienen. Stehen private Gegenstände wie ein Fitnessgerät oder ein Gästebett im Raum, wirkt sich das Arbeitszimmer beim Fiskus nicht steuermindernd aus. Das hat der Bundesfinanzhof in einem Grundsatzurteil vor wenigen Wochen bestätigt. Eine Arbeitsecke im Wohnzimmer oder Schlafzimmer wird nicht berücksichtigt.

Löhne und Gehälter

Löhne, Gehälter und Sozialabgaben, die im Rahmen der Beschäftigung von Mitarbeitern entstehen, gelten als Betriebsausgaben. Zu den Lohn- und Personalkosten zählen unter anderem Zulagen, Aufwendungen für die Altersvorsorge, für Urlaubsgelder oder für die Arbeitssicherheit Ihrer MitarbeiterInnen. Auch die Kosten für 450-Euro-Kräfte oder freiberufliche MitarbeiterInnen können steuerwirksam abgesetzt werden. FreiberuflerInnen sind häufig »One-Woman-Shows« und regeln alle weiteren anfallenden Tätigkeiten rund um die reine therapeutische Arbeit. Denkbar sind anfangs geringfügig Beschäftigte, die etwa Büro- oder Reinigungstätigkeiten übernehmen. Wo die Abrechnung von 450-Euro-Kräften oder eine freie Mitarbeit noch relativ unkompliziert zu handhaben ist, wird es bei Beschäftigungsverhältnissen, bei denen Sozialabgaben anfallen, schon komplexer. Hierfür lohnt sich eine gute Buchhaltungskraft oder der Weg in eine Steuerkanzlei. Bezüglich der Minijobs können Sie sich ausführlich informieren auf der Seite www.minijob-zentrale.de.

Berufskleidung

Für das Finanzamt gilt das Tragen typischer Berufskleidung als Betriebsausgabe. Die fast ausschließlich berufliche Nutzung muss dabei jedoch gegeben und nachweisbar sein, z.B. durch besonderen Schnitt, Farbe oder Logo-Anbringung. Kleidung, die Sie hingegen im privaten Lebensbereich tragen können und damit eine Trennung zwischen betrieblichen und privaten Aufwendungen nicht klar möglich ist, ist nicht steuerlich absetzbar. Als Heilpraktikerin für Psychotherapie gibt es aller Wahrscheinlichkeit nach wenig Kleidung, die die engen Voraussetzungen von Berufskleidung erfüllt. Denn Sie werden nicht gerade weiße Kleidung wie viele VollheilpraktikerInnen oder medizinisch Tätige während Ihrer Arbeitszeit tragen, sondern eher neutrale, angemessene Alltagskleidung. Manche Therapieformen benötigen allerdings eine besondere Ausstattung. Sie könnten z.B. die Malkittel für die Kunsttherapie absetzen.

Festnetz- und Mobiltelefon, Internet und Co.

Bei rein betrieblicher Nutzung des Internets, Telefons oder Mobiltelefons ist die volle Absetzbarkeit aller Kosten gegeben, wenn Sie dem Finanzamt glaubhaft machen, dass Sie Ihren Anschluss ausschließlich geschäftlich nutzen, z.B. weil Sie zu Hause einen weiteren Anschluss haben oder ein zweites Handy besitzen. Mögliche Anschlussgebühren sind ebenfalls absetzbar. Nutzen Sie diesen Anschluss gleichzeitig privat, und angenommen Sie zahlen monatlich für Telefon und Internet eine Flatrate, setzen Sie den geschätzten Privatanteil z.B. mit 25 Prozent als Betriebseinnahme wieder an. Auch bei privater Nutzung des betrieblichen Mobiltelefons verfahren Sie so.

Bei privater und zudem geschäftlicher Nutzung aller Geräte, etwa, weil Sie Ihre Telefonate von zu Hause aus tätigen oder sich Ihre Praxis in eigenen Haus befindet und Sie daher nur einen Anschluss besitzen, können Sie pauschal 20 Prozent der Kosten als Betriebsausgaben bis zu einer Höhe von 20 Euro monatlich oder über Einzelnachweis höhere Kosten ansetzen. Allerdings wird ein Einzelnachweis bei Flatrates oft nicht mehr möglich sein. Eine weitere Möglichkeit: Sie zeichnen drei Monate Ihre aus- und eingehenden Gespräche auf, dann wird ein durchschnittlicher Prozentsatz errechnet. Dieser kann dann generell verwendet werden.

Reinigung und Instandhaltung

Sie malern Ihre Praxisräume? Bringen neue Lampen an und brauchen dafür technische Kleinteile oder Leuchtmittel? Sie kaufen Seife, Toilettenpapier, Reinigungsmittel? Sie lassen den Teppichboden reinigen oder das Parkett abschleifen? Sie ersetzen einen Schalter? Muss ein Elektriker kommen? Dann sind alle entstehenden Kosten für Materialien oder Handwerker Aufwendungen für Reinigung und Instandhaltung und damit Betriebsausgaben.

Praxis- und Therapiebedarf

Sie nutzen Therapiematerialien, wie besondere Aufstellfiguren, Karten, Anschauungsmaterialien, Malstifte, Papier, nutzen Kerzen oder Öle, Decken und Kissen, haben Leihexemplare an Büchern da oder dekorieren Ihre Räume besonders. Sie stellen Wasser oder Kekse bereit. Sie geben unentgeltlich einen Mitschnitt auf CD über eine Hypnosesitzung mit. Sie haben eine Kamera, mit der Sie die Aufstellungen auf dem Systembrett für Ihre KlientInnen festhalten. Sie kaufen spezielle DVDs zur Nutzung in den Therapiestunden oder stellen Papiertücher bereit. Sie brauchen eine Liege oder weitere Gegenstände für Ihre direkte Arbeit mit den KlientInnen? Lesestoff oder Wasserspender für den Wartebereich? All das und vieles mehr gilt als absetzungsfähiger Praxis- und Therapiebedarf.

Bürobedarf

Alle Kosten, die für Organisation und Verwaltung in Ihrer Praxis anfallen, wie Papier, Druckerpatronen, Schreibstifte, Kleber, Hefter, Locher, Ordner,

Scheren, Lineal, Karteikästen, Registerkarteien, Leuchtmarker usw. sind Betriebskosten.

Fachliteratur

Zur Fachliteratur zählen Fachbücher und Fachzeitschriften, aber auch elektronische Literatur, Anleitungs-CDs, oder die Ausgabe der Zeitung, in der ein interessanter Artikel über psychische Erkrankungen steht. Vorsicht bei Fachbuchquittungen. Allein der Begriff »Fachbuch« reicht nicht aus. Es ist der genaue Buchtitel nötig, damit die Belege steuerlich anerkannt werden.

Abschreibung - AfA

»Wirtschaftsgut« werden alle Güter genannt, die in einem Arbeitsprozess für die Leistungserstellung notwendig sind. Das Steuerrecht kennt zwei Arten von Wirtschaftsgütern: materielle und immaterielle. Als materiell werden Wirtschaftsgüter bezeichnet, wenn sie körperlich vorhanden, also fassbar sind. Materielle Wirtschaftsgüter können beispielsweise Bürogebäude, technische Geräte, Fahrzeuge und die weitere Geschäftsausstattung sowie Arbeitsmaterialien sein. Immaterielle Wirtschaftsgüter besitzen keine körperliche Form. Mit immateriellen Wirtschaftsgütern sind geistige Werte und Rechte gemeint. Dabei kann es sich um Schutz-, Lizenz- und Urheberrechte, den KundInnenstamm oder Ihre Webseite handeln.

Abnutzbare Anlagegüter über 1.000 Euro

Langlebige Wirtschaftsgüter, die so genannten Gebrauchsgüter, dürfen steuerlich nicht sofort als Betriebsausgaben angesetzt werden. Das betrifft Wirtschaftsgüter, die mehr als 1.000 Euro netto gekostet haben. Abnutzbare Anlagegüter sind Gegenstände, die länger als ein Jahr im Betrieb genutzt werden, und die durch diese Nutzung an Wert verlieren. Dazu zählen z.B. Computer, Faxgeräte, Telefonanlagen, Autos, Büromöbel, Mobiltelefone.

Für sie gibt es eine geschätzte Nutzungszeit. Über diese Zeit hin werden die entsprechenden Güter verteilt abgeschrieben.

Die Abschreibung wird von Steuerfachleuten als »AfA« bezeichnet. Diese verkürzte Form steht für »Absetzung für Abnutzung«. Die Abschreibung ist die Minderung des Wertes eines Anlagegutes, also eines Vermögensgegenstandes, der sich in betrieblicher Nutzung befindet. Dieser Wert wird über eine geschätzte Nutzungsdauer hinweg aufgeteilt. Hierfür gibt es Abschreibungstabellen, die als Richtwerte zur Hilfe genommen werden. Die betriebsgewöhnliche Nutzungsdauer bestimmt, mit welchem Prozentsatz ein Wirtschaftsgut jedes Jahr abgeschrieben werden kann. Diese Nutzungsdauern sind jedoch nicht in jedem Fall bindend. Können Sie plausibel nachweisen, dass das Wirtschaftsgut einer kürzeren Nutzungsdauer unterliegt, ist es möglich, die betriebsindividuelle Nutzungsdauer anzusetzen.

Beispiele für die betriebsgewöhnliche Nutzungsdauer

Wirtschaftsgut	Nutzungsdauer in Jahren	Abschreibungssatz in Prozent
PC oder Laptop	3	33,3
Software über 410 Euro	3	33,3
Mobiltelefone	5	20,0
Büromöbel	13	7,7
PKW	6	16,6
Kopierer	7	14,3
Faxgerät	6	16,6
(Video)Kamera	7	14,3
Fernseher	7	14,3

Müssten Sie eine Bilanz erstellen, würden die Wirtschaftsgüter dort erscheinen. Da Sie als FreiberuflerIn Ihren Gewinn aufgrund einer Einnahmen-Ausgaben-Rechnung ermitteln, sind Sie lediglich dazu verpflichtet, ein Verzeichnis, Anlagekartei genannt, der in Ihrem Unternehmen verwendeten abnutzbaren Wirtschaftsgüter sowie der dem Betrieb dienenden Grundstücke zu führen. Jedes einzelne Anlagegut muss genau bezeichnet werden. Halten Sie das Anschaffungsdatum, Name und Anschrift der LieferantIn, die voraussichtliche Nutzungsdauer, den Betrag der jährlichen AfA und den noch absetzbaren Betrag (Restbuchwert) fest. Der Restbuchwert ergibt sich aus den Anschaffungs- oder Herstellungskosten abzüglich der Summe der bereits vorgenommenen Abschreibungen. Bewahren Sie Ihre Rechnungen gut auf. Diese bekommt, wenn Sie sich steuerlich vertreten lassen, die SteuerberaterIn. Andernfalls legen Sie nach unten angeführtem Beispiel eine Anlagekartei an.

Vereinfachtes Beispiel: Abschreibung eines PCs		
Wirtschaftsgut PC mit Monitor, Drucker, Tastatur und Maus Inventarnummer 1 / Standort Praxisbüro / lineare Abscheibung Nutzungsdauer 3 Jahre / Abschreibungssatz 33,3 Anschaffungskosten 2000 Euro / Anschaffungsdatum 01.01.2017		
Abschreibung 2017 **Buchwert 31.12.2017**	12 Monate	666,67 Euro 1333,33 Euro
Abschreibung 2018 **Buchwert 31.12.2018**	12 Monate	666,67 Euro 666,66 Euro
Abschreibung 2019 **Buchwert 31.12.2019**	12 Monate	665,66 Euro 1 Euro

Die spezielle Behandlung Ihrer Praxiswebseite

Websites und Domains zählen zu den immateriellen Wirtschaftsgütern – dies dürfte wohl unumstritten sein, schließlich können Sie Ihre Website nicht in die Hand nehmen. Bisher gibt es keine eigenen, verbindlichen Regeln für die Nutzungsdauer einer Website. Deshalb wird hierfür auf die Abschreibungsdauer von Computer-Software zurückgegriffen. Sie beträgt 3 Jahre. Für die Kosten der Firmenwebsite kommt entweder eine Abschreibung oder der sofortige Betriebsausgabenabzug infrage. Die Entscheidung hängt davon ab, wie die Kosten entstanden sind. Hierbei sind folgende Szenarien denkbar: Entweder bauen Sie sich Ihre neue Webseite mit einem Baukastensystem selbst. Dann dürfen Sie die anfallenden Kosten sofort als Betriebsausgabe abziehen. Es muss keine Abschreibung über mehrere Jahre vorgenommen werden. Gesetzt den Fall, dass Sie die Gestaltung Ihrer Webseite in die professionellen Hände einer WebdesignerIn geben. Hier sind zwei Varianten möglich: Wenn Sie einen Werkvertrag abschließen, müssen Sie die Kosten abschreiben. Schließen Sie hingegen einen Dienstvertrag ab und die DienstleisterIn wird ausschließlich nach Ihren Weisungen tätig, dürfen Sie die Kosten sofort als Betriebsausgabe verbuchen.

Geringwertige Wirtschaftsgüter - GWG

Als »Geringwertige Wirtschaftsgüter« bezeichnet man selbständig nutzbare bewegliche Geräte und Maschinen, auch Möbel, Einrichtungs- und größere Anschaffungsgegenstände, z.B. eine Behandlungsliege, ein Sofa oder eine Kaffeemaschine bis zu einem Wert von 1.000 Euro ohne Umsatzsteuer. Es zählt immer der Netto-Anschaffungspreis. Das gilt auch für KleinunternehmerInnen wie Sie, die in der Regel keinen Vorsteuerabzug vornehmen. Nebenkosten für Transport und Versicherung zählen zum Anschaffungspreis hinzu. Hier gibt es verschiedene Abschreibungsvarianten: Sie dürfen die GWG sofort abschreiben, in einen Sammelposten zusammenfassen oder über die betriebsgewöhnliche Nutzungsdauer abschreiben. Die Entscheidung für eine der beiden Abschreibungsarten gilt einheitlich für sämtliche Anschaffungen in einem Jahr. Jährlich kann neu gewählt werden, auf welche Art abgeschrieben wird. Übersteigt der Wert der GWG die Grenze von netto 150 Euro (ab 2018: GWG ab 250 Euro), müssen Sie diese unabhängig von der tatsächlichen Abschreibung zu Dokumentationszwecken in einem gesonderten Verzeichnis erfassen, das das Finanzamt prüfen kann. Sind die Angaben ohne weiteres aus Ihrer Buchführung ersichtlich, z.B. auf einem Kontoblatt, können Sie auf das Verzeichnis verzichten. Anschaffungen im Wert von weniger als 150 Euro zählen nicht zu den GWG und können einfach als Betriebsausgaben abgesetzt werden.

Variante ohne Sammelposten

Kostet ein GWG nicht mehr als 410 Euro netto, können Sie es als Betriebsausgaben geltend machen und auf einen Schlag direkt von Ihrem zu versteuernden Einkommen abziehen – dieses Verfahren nennt man Sofortabschreibung. Sie haben jedoch alternativ das Wahlrecht, das GWG über die gesamte Nutzungsdauer abzuschreiben. Die Abschreibung darf auch dann in voller Höhe erfolgen, wenn bei Beendigung der Nutzung ein nicht unerheblicher Restwert verbleibt. Ab 2018 erhöhen sich die Werte auf 800 Euro netto und 952 Euro brutto. Diese Variante ist im Gegensatz zur Poolabschreibung einfacher handhabbar und wird dadurch sicherlich häufig die sinnvollste Möglichkeit darstellen.

Ein Beispiel zur Variante ohne Sammelposten: Sie haben im Dezember 2017 eine Videokamera für 400 Euro und einen Schreibtisch für 999 Euro netto erworben. Die Anschaffungskosten für die Kamera können als sofort als Betriebsausgabe behandelt werden. Der Schreibtisch muss über die Nutzungsdauer von 13 Jahren mit jährlich 7,7 Prozent abgeschrieben werden. Wichtig: Wenn Sie den Schreibtisch bei dieser Methode nach z.B. 2 Jahren verkaufen, mindert der noch nicht abgeschriebene Restwert den Gewinn im Verkaufsjahr 2019.

Ein weiteres Beispiel zur Abgrenzung der Sofortabschreibung als GWG und der Abschreibung nach der Nutzungsdauer: Sie kaufen eine Computeranlage mit Drucker. Der PC kostet 900 Euro, der Drucker 400 Euro. Da der Drucker nicht als selbständig nutzbares bewegliches Gerät gilt, ist es kein GWG. Daher ist der Gesamtbetrag von 1.300 Euro über die betriebsgewöhnliche Nutzungsdauer von 3 Jahren abzuschreiben.

Bei Computerprogrammen wird bilanzsteuerrechtlich unterschieden zwischen immateriellen Wirtschaftsgütern und Trivialprogrammen. Bei Trivialprogrammen handelt es sich um günstige Software, die im Handel von jedermann erworben werden kann, z.B. das Office-Paket. Die Finanzverwaltung hat angeordnet, dass Computerprogramme, deren Anschaffungskosten nicht mehr als 410 EUR netto betragen, wie Trivialprogramme zu behandeln und wie GWG im Jahr der Anschaffung absetzbar sind. Hingegen muss Software, deren Anschaffungspreis über diesem Betrag liegt, regulär abgeschrieben werden.

»Sammelposten GWG«

Dieser Posten, Pool-Abschreibung genannt, ist ein eigener Posten in Buchhaltung. Alle Gegenstände, die mehr als 150 Euro netto, aber weniger als 1.000 Euro netto gekostet haben, dürfen über 5 Jahre zu je einem Fünftel bis zur vollen Abschreibung abgesetzt werden. Für geringwertige Wirtschaftsgüter, die Sie ab 2018 anschaffen oder ins Betriebsvermögen einlegen, steigt bezüglich der Aufzeichnungspflichten die Betragsgrenze um 100 Euro auf 250,01 Euro netto.

Ein Beispiel: Sie haben im Januar 2017 einen Schreibtischstuhl für 240 Euro, im August 2017 eine Stehleuchte für 160 Euro und im Dezember 2017 einen PC für 600 Euro und einen Schreibtisch für 1.000 Euro netto erworben. Der Gesamtbetrag von 2.000 EUR netto ist in einen Sammelposten aufzunehmen. Die Abschreibung beträgt im Jahr 2017 und in den folgenden 4 Jahren jeweils 20 Prozent, also 400 Euro.

Das Ausscheiden von Wirtschaftsgütern oder Wertverluste

Das Ausscheiden eines GWG durch z.B. eine irreparable Beschädigung oder der Wertverlust berühren den Sammelposten nicht. Der Sammelposten ist nur als Rechengröße, nicht als Wirtschaftsgut anzusehen. Daher wird er bis zur Vollauflösung unverändert weitergeführt. Bei einem Verkauf von Wirtschaftsgütern bedeutet diese Regelung, dass der Verkaufserlös sofort in vollem Umfang versteuert werden muss, während die Rest-Abschreibung sich erst in den Folgejahren auswirkt.

Ein Beispiel: Sie kaufen in 2017 einen Laptop für 1.000 Euro und kommen mit diesem Modell nicht wirklich zurecht. Deshalb verkaufen Sie ihn im selben Jahr für 600 Euro wieder. Wenn Sie sich für die Sammelmethode entschieden haben, müssen Sie den Laptop in den Sammelposten aufnehmen und diesen 2017 bis 2021 mit 200 Euro jährlich auflösen. Den

Verkaufserlös von 600 Euro müssen Sie gleich im Jahr 2017 als Einnahme berücksichtigen. Sollten Sie gleich in der ersten Woche Kaffee über Ihr neues Laptop geschrottet haben, und es wäre damit irreparabel beschädigt, würden Sie ebenso verfahren und das Gerät über 5 Jahre mit jeweils 20 Prozent auflösen.

Ende der Abschreibung

Wenn die Anschaffungskosten vollkommen abgeschrieben sind, also am Ende der Abschreibungszeit, wird das Gerät oder der Gegenstand nur noch mit einem Erinnerungswert von 1 Euro in den Listen geführt. Veräußern Sie einen Gegenstand, der dessen Kosten Betriebsausgabe waren, wird Ihr Verkaufserlös zur Betriebseinnahme.

Abschreibungen GWG –Geringwertige Wirtschaftsgüter		
Wirtschaftsgüter (ohne UST)	Möglichkeiten	Aufzeichnung
bis 150 Euro (ab 2018 250 Euro)	sofort in voller Höhe oder über die Nutzungsdauerab-setzbar	keine besondere Aufzeichnungs-pflicht bis 150 Euro, darüber schon
von 150 (ab 2018 250 Euro) bis 410 Euro (ab 2018 bis 800 Euro)	sofort in voller Höhe oder über die Nutzungsdauerab-setzbar	besonderes Anlage-verzeichnis nötig
von 150 bis 1.000 Euro (ab 2018 250 bis 1.000 Euro)	es kann ein Sammelposten gebildet und über 5 Jahre mit jeweils 20 Prozent ab-geschrieben werden	keine Führung eines Bestandsverzeich-nisses notwendig

Alternative Leasing

Wollen Sie technisch immer auf dem neuesten Stand sein und besonders zu Beginn Ihrer Selbständigkeit in die Anschaffung von Hardware investieren, könnten Sie überlegen, Computer und Drucker zu leasen. In diesem

Fall lassen Sie sich über einen vertrauenswürdigen Händler die entsprechende Hardware zusammenstellen. Dann läuft alles Weitere über eine Leasingbank, die Ihren Kaufpreis übernimmt. Dieser Leasingbank zahlen Sie wiederum Raten über eine vereinbarte Zeit, meist zwei bis drei Jahre. Die Leasingraten sind in voller Höhe Betriebsausgabe. Nach Ablauf der Leasingzeit geben Sie Ihre Geräte dann zurück und können neue auswählen. Somit würde der Aufwand des Verkaufens und des Abschreibens bis zum Ende der Abschreibungszeit wegfallen. Allerdings ist die Frage, ob Sie Equipment in einer solchen Größenordnung brauchen. Viele TherapeutInnen reagieren auf supergünstige Angebote oder nutzen Ihren persönlichen PC, den Sie ins Betriebsvermögen einlegen.

Berufs- und Fachverbandsbeiträge

Gehören Sie einem Berufsverband an? Sind Sie Mitglied in einem Fachverband, z.B. dem der Systemischen TherapeutInnen? Beiträge zu Berufsverbänden sind voll abzugsfähig, sofern es inhaltlich darum geht, Ihre beruflichen Interessen zu vertreten. Sie sind voll als Betriebsausgaben anzusetzen.

Versicherungsbeiträge

Soweit lediglich das rein betriebliche Risiko durch den Versicherungsschutz abgedeckt wird, sind Versicherungsbeiträge in voller Höhe Betriebsausgaben. Dazu gehören z.B. die Berufshaftpflichtversicherung, die Forderungsausfallversicherung, die betriebliche Rechtsschutzversicherung, die Kasko-, Haftpflicht- und Unfallversicherung für den Betriebswagen, die Feuer-, Diebstahl- und Hagelversicherung oder Ihre bei der Berufsgenossenschaft abgeschlossene gesetzliche Unfallversicherung. Schwieriger wird die Sache, wenn Versicherungen betriebliche und private Risiken abdecken. In diesem Fall erkennt das Finanzamt nur den Anteil der Versicherungsbeiträge als Betriebsausgaben an, der auf das betriebliche Risiko entfällt. Der abzugsfähige Teil muss in der Praxis oft geschätzt werden.

Soweit Sie Versicherungen nur für private Risiken abgeschlossen haben, können Sie die Versicherungsbeiträge nicht als Betriebsausgaben ansetzen. Hierzu gehören neben Ihrer privaten Haftpflichtversicherung insbesondere Krankenversicherungen, Krankentagegeldversicherungen, Rentenversicherungen und Lebensversicherungen. Unter Umständen kommt eine Geltendmachung der Beiträge als Sonderausgaben in Betracht.

Betriebs- oder Privat-PKW?

Wenn Sie Ihr privates Auto dienstlich nutzen, können Sie Steuern sparen. Das Finanzamt beteiligt sich für den betrieblichen Anteil an den Kosten. Die KFZ-Besteuerung ist jedoch ein wenig verzwickt, und immer wieder Zankapfel zwischen Steuerpflichtigen und Finanzämtern.

Steuerrechtlich gibt es zwei Möglichkeiten: Ihr Auto wird entweder Ihrem Privatvermögen oder dem Betriebsvermögen zugeordnet. Die Finanzverwaltung betrachtet Ihr Fahrzeug grundsätzlich als Betriebsvermögen, wenn es zu mehr als 50 Prozent betrieblich genutzt wird. Wird es zu weniger als 10 Prozent betrieblich genutzt, gehört es zum Privatvermögen. Bei einer betrieblichen Nutzung zwischen 10 Prozent und einschließlich 50 Prozent können Sie selbst entscheiden.

Vereinfachtes Beispiel: Abschreibung eines PCs		
Wirtschaftsgut PC mit Monitor, Drucker, Tastatur und Maus Inventarnummer 1 / Standort Praxisbüro / lineare Abscheibung Nutzungsdauer 3 Jahre / Abschreibungssatz 33,3 Anschaffungskosten 2000 Euro / Anschaffungsdatum 01.01.2017		
Abschreibung 2017 **Buchwert 31.12.2017**	12 Monate	666,67 Euro 1333,33 Euro
Abschreibung 2018 **Buchwert 31.12.2018**	12 Monate	666,67 Euro 666,66 Euro
Abschreibung 2019 **Buchwert 31.12.2019**	12 Monate	665,66 Euro 1 Euro

Sie nutzen Ihren Privatwagen dienstlich

Ist Ihr Wagen als Privatvermögen eingestuft, stellen sämtliche tatsächliche Kosten des Fahrzeuges zunächst private Kosten dar. Den betrieblichen Anteil, das heißt die aus betrieblicher Veranlassung gefahrenen Kilometer, können Sie als Betriebsausgaben absetzen. Hierzu zählen die Fahrtkosten mit Ihrem Privat-PKW zu beruflich bedingten Veranstaltungen, z.B. Seminaren, Besorgungen oder Fahrten zu KlientInnen, aber auch die Fahrtkosten zwischen Ihrer Wohnung und der Praxisstätte, zum Büroartikelmarkt oder zur Bank.

Ihnen stehen, wenn Ihr Wagen zum Privatvermögen zählt, grundsätzlich zwei Varianten zum Bestimmen der abzugsfähigen Betriebskosten zur Verfügung:

Variante 1 – 0,30 Euro-Pauschale. Sie setzen die betrieblich gefahrenen Kilometer mit 0,30 Euro an. Fahren Sie z.B. von Ihrem Wohnort zu einer Fortbildung und zurück 100 km, dann sind 30 Euro absetzbar. Das gilt selbst dann, wenn Sie ein fremdes Auto, z.B. vom Lebensgefährten, nehmen. Für die Fahrten von Ihrer Wohnung zur Praxis können Sie eine Pauschale von 0,30 Euro pro Entfernungskilometer ansetzen.

Variante 2 – tatsächliche Kilometerkosten. Sie setzen die tatsächlichen Kilometerkosten an. Versicherungen, Benzin, Reparaturen, Steuer, etc. zählen dazu. Sie ermitteln die gesamten anfallenden Kosten für Ihr Auto über ein Jahr hinweg, ebenso wie die Jahresgesamtlaufleistung und die tatsächlich gefahrenen beruflichen Kilometer. Diese Variation ist aufwändiger als die erste und dann sinnvoll, wenn es sich um einen teureren PKW handelt und der individuelle km-Satz deutlich höher als 0,30 Euro liegt.

Diese Möglichkeiten sind nur dann gegeben, wenn das Fahrzeug weniger als 50 Prozent betrieblich genutzt wird. Sie müssen bei diesen beiden Varianten jeweils ein Fahrtenbuch führen. Aufzeichnen müssen Sie nur die betrieblich veranlassten Fahrten. Es reicht, diese per Hand oder PC aufzulisten mit den Angaben Datum, Ziel, Anlass, Kilometerzahl. Die Privatfahrten müssen nicht aufgezeichnet werden.

Die betriebliche Nutzung des PKW		
bis 10 %	10 bis 50 %	über 50 %
Privatvermögen	Wahl Betriebs- oder Privatvermögen	Betriebsvermögen
	Fahrtenbuch oder Kostenpauschale 0,30 Euro pro km	Fahrtenbuch oder 1%-Regelung

Ihr Wagen ist ein Betriebs-PKW

Wird Ihr Wagen dem Betriebsvermögen zugeordnet, sind alle Kosten in der Einnahmeüberschussrechnung anzusetzen. Dabei spielt es keine Rolle, ob Sie Ihren Firmenwagen mit Eigenkapital gekauft, finanziert, geleast oder aus dem Privatvermögen eingelegt haben. Zu den Fahrzeugkosten gehören Abschreibungen auf den Kaufpreis oder Leasingraten, Finanzierungszinsen, Benzinkosten, KFZ-Steuern und Versicherungen, Reparaturen, Wagenpflege usw.

Nicht unüblich ist es, bei einer Existenzgründung den vorher privat angeschafften PKW ins Betriebsvermögen einzulegen. Das Auto wird in diesem Fall mit dem aktuellen Marktwert in den Büchern angesetzt und abgeschrieben. Sofern Sie Ihr Auto innerhalb von drei Jahren vor der Einlage gekauft haben, ermittelt sich der Marktwert aus dem Kaufpreis minus der rechnerisch angefallenen Abschreibungen. Sind mehr als drei Jahre verstrichen, ist der Marktwert realistisch zu schätzen, z.B. über die Schwacke-Liste oder durch eine KFZ-GutachterIn. Die Privatnutzung Ihres Geschäftswagens ist dann als Betriebseinnahme zu behandeln. Denn die Fahrt in den Urlaub, zu Freunden, zum Einkaufen, zum Sportverein oder als Kindertaxi ist Ihr Privatvergnügen und darf nicht Ihre Steuern mindern.

Sie haben in diesem Fall wieder zwei Varianten zum Bestimmen der abzugsfähigen Betriebskosten:

Variante 1 - 1-Prozent-Methode. Diese Methode ist die bequemste Art, die private Nutzung zu versteuern. Bei der 1-Prozent-Methode wird Ihr

Privatnutzungsanteil mit einer Pauschale abgegolten. So geht es: Im ersten Schritt buchen Sie Ihre sämtlichen KFZ-Kosten als Betriebsausgaben. Im zweiten Schritt setzen Sie für die Privatnutzung pro Monat pauschal 1 Prozent des Bruttolistenpreises Ihres Wagens als fiktive Betriebseinnahme an. Der Bruttolistenpreis ist der Listenpreis bei Erstzulassung zuzüglich Sonderausstattung und Umsatzsteuer. Das gilt auch dann, wenn Sie Ihren Firmenwagen gebraucht gekauft haben. Einen Extra-Zuschlag gibt es für das Finanzamt, wenn Sie auch den Weg von zu Hause in Ihre Praxis mit dem Geschäftswagen zurücklegen. Für diesen Vorteil müssen Sie pauschal 0,03 Prozent des Bruttolistenpreises je Entfernungskilometer zwischen Wohnung und Praxis als Betriebseinnahme ansetzen. Grob überschlagen kommt so für die private Nutzung ein ziemlicher Betrag zustande, doch damit ist dann Ihr gesamter Nutzungsanteil abgegolten. Auf diese Art und Weise bleibt Ihnen das lästige Führen eines Fahrtenbuches erspart. Um die 1-Prozent-Regelung anzuwenden, gibt es eine Bedingung: Das Finanzamt verlangt von Ihnen, über 3 Monate hinweg nachzuweisen, dass Sie den PKW zu mehr als 50 Prozent geschäftlich nutzen. Ein aufwendiges Fahrtenbuch müssen Sie allerdings nicht führen, es reicht stattdessen eine formlose Aufzeichnung, also lediglich Angaben über die betrieblichen Fahrten in diesem Zeitraum.

Variante 2 - Fahrtenbuch. Sie führen ein kontinuierliches Fahrtenbuch. Bei der Fahrtenbuch-Methode müssen Sie den genauen Anteil der betrieblichen und privaten Fahrten anhand der gefahrenen Kilometer ermitteln und den Privatanteil als fiktive Betriebseinnahme gegenrechnen. Bei dieser Variante ist Vorsicht geboten: Sie müssen wirklich diszipliniert jede einzelne Fahrt genauestens dokumentieren, und zwar zeitnah und fortlaufend. Sie benötigen hierfür ein gebundenes Buch oder ein elektronisches Fahrtenbuch. Eine Zettelwirtschaft oder eine Aufstellung als Excel-Tabelle erkennt das Finanzamt nicht an. In jeder ADAC-Geschäftsstelle gibt es ein klassisches Fahrtenbuch unter dem Namen »Bordbuch« für 5 Euro. Änderungen, Streichungen und Ergänzungen müssen nachvollziehbar sein. Folgende Angaben sind nötig: Datum und Kilometerstand bei Beginn und Ende der betrieblichen Fahrt, Reiseziel, Reiseroute, Anlass und die namentliche Nennung der besuchten Person(en). Bei Ihren Privatfahrten geben Sie nur das Datum und den Kilometerstand am Anfang und Ende an.

Steuersparmodell PKW	
Beispiel: Sie nutzen für Ihre betriebliche Tätigkeit regelmäßig einen Wagen, dessen Listenpreis einschließlich Zubehör 30.000 Euro beträgt. Sie fahren pro Jahr insgesamt 25.000 Kilometer, davon 12.000 Kilometer betrieblich.	
Möglichkeit 1: Pauschalmethode	
12.000 km x 0,30 Euro	3.600 Euro
Möglichkeit 2: Fahrtenbuchmethode	
Abschreibung: 30000 Euro : 6 Jahre	5.000 Euro
Laufende Betriebskosten (Benzin, Versicherung, Reaparaturen, Kfz-Steuer) 0,40 Euro x 25.000 km	+ 10.000 Euro
Summe	15.000 Euro
Kosten pro km: 15.000 : 25.000 = 0,60 Euro pro km	0,60 Euro
Steuerfreie Erstattung durch Ihr Unternehmen 12.000 x 0,60 Euro	7.200 Euro
Vergleich beider Methoden	
Steuerersparnis aus Pauschalmethode	3.600 Euro
Steuerersparnis aus Fahrtenbuchmethode	7.200 Euro
Ergebnis: jährlicher Vorteil der Fahrtenbuch- gegenüber der Pauschalabrechnung	3.600 Euro

Mit welcher Methode Sie steuerlich besser fahren, lässt sich nicht pauschal sagen und hängt letztendlich davon ab, wie viel Sie betrieblich bzw. privat fahren, wie hoch der Bruttolistenpreis und die laufenden Gesamtkosten Ihres Fahrzeuges sind und wie groß die Entfernung zwischen Ihrer Wohnung und der Praxis ist. Als Faustregel gilt: Je mehr Sie betrieblich fahren, desto günstiger ist die Fahrtenbuchmethode, selbst wenn Sie einen älteren PKW haben und die laufenden Kosten relativ gering sind. Dagegen kann die 1-Prozent-Methode attraktiver sein, wenn Sie ein neues Fahrzeug haben und damit vergleichsweise viel privat unterwegs sind.

Ihre Fahrten zwischen Wohnung und Praxis

Nun wird es etwas komplexer: Sowohl bei der Fahrtenbuchmethode als auch bei der 1-Prozent-Regelung dürfen Sie sämtliche KFZ-Kosten von der Steuer abziehen und müssen im Gegenzug für die Privatnutzung eine fiktive Betriebseinnahme absetzen. In den Gesamtaufwendungen ist der Kostenanteil für die Fahrten zwischen Wohnung und Betrieb enthalten. Obwohl diese Aufwendungen zu den betrieblichen Fahrten gehören, dürfen Sie nur in Höhe der Entfernungspauschale abgezogen werden, also mit 0,30 Euro pro einfache Strecke und Arbeitstag. Begründet wird dies damit, dass Sie nicht besser gestellt werden sollen als ArbeitnehmerInnen, die steuerlich nur die Entfernungspauschale ansetzen dürfen. Weil sie aber in Ihrer Buchführung die gesamten Kilometer berücksichtigt haben, muss der Anteil, der die Entfernungspauschale übersteigt, gewinnerhöhend korrigiert werden.

Bei der 1-Prozent-Regelung geschieht dies über den Zuschlag von 0,03 Prozent auf den Bruttolistenpreis pro Entfernungskilometer zwischen Wohnung und Praxis, im Gegenzug können Sie dann wieder die Entfernungspauschale abziehen. Führen Sie ein Fahrtenbuch, ermitteln Sie die gesamten anfallenden Kosten für die Fahrten zwischen Wohnung und Praxis, und stellen diese der Entfernungspauschale gegenüber. Soweit die tatsächlichen Kosten die Pauschale übersteigen, sind diese nicht abziehbar, da ja auch ArbeitnehmerInnen nur die Pauschale bekommen.

Sie nutzen fremde Fahrzeuge und öffentlichen Verkehrsmittel

Nutzen Sie nicht das eigene Fahrzeug für betriebliche Belange, sondern, z.B. öffentliche Verkehrsmittel wie Busse, Bahnen, U- und S-Bahnen, Taxis, Flugzeuge oder einen Mietwagen, dürfen diese Kosten voll angesetzt werden. Auch Kosten für von privat ausgeliehenen PKWs sind absetzbar, hierfür brauchen sie eine Quittung des Verleihers. Ob in Höhe von 0,30 Euro oder den tatsächlichen Kosten kann theoretisch pro Fahrt selbst entschieden werden. Ein Tipp: Wenn Sie gerade überlegen, einen neuen Wagen anzuschaffen, den Sie ins Betriebsvermögen einlegen wollen: Viele Autofirmen gewähren GewerbekundInnen, und damit sind Gewerbetreibende, Selbständige und FreiberuflerInnen gemeint, satte Rabatte. Im Durchschnitt sind das etwa 25 bis 30 Prozent auf einen Neuwagen. Einen Gewerberabatt erhalten Sie durch Nachweis Ihrer Selbständigkeit mittels einer Bescheinigung Ihrer SteuerberaterIn, des Finanzamts oder des Gesundheitsamts. Diese Bescheinigung legen Sie in Ihrer Autohandlung vor.

Steuerberatungskosten

Ihre betrieblichen Steuerberatungskosten sind als Betriebsausgaben abzugsfähig, private Steuerberatungskosten nicht. Ihre SteuerberaterIn sollte beruflich und privat veranlasste Kosten in ihrer Rechnung getrennt ausweisen.

Bewirtungskosten

Eine geschäftlich veranlasste Bewirtung ist eine Betriebsausgabe, etwa, wenn Sie Ihre PraxispartnerInnen einladen. Häufig lässt sich in angenehmer, lockerer Atmosphäre einiges leichter und ungezwungener besprechen. Bewirtungskosten sind zu 70 Prozent als Betriebsausgaben abzugsfähig. Bei einer Bewirtung außer Haus gelten nur maschinell erstellte Bewirtungsquittungen mit genauer Auflistung. Handschriftlich ausgestellte Belege akzeptiert das Finanzamt nicht. Alle Restaurants sind auf die Ausstellung von Bewirtungsquittungen eingerichtet. Die maschinell erstellten Buchungsbelege genügen in der Regel diesen Ansprüchen. Sie müssen diese Bewirtungsbelege nur noch auf der Rückseite ausfüllen, Ort und Tag der Bewirtung und zusätzlich die Namen aller beteiligten Personen und den Anlass eintragen. Die Höhe der Aufwendungen muss genannt sein, ebenso wie eine Einzelauflistung aller verzehrten Speisen und Getränke. Für den Anlass braucht es eine genaue Beschreibung, z.B.: »Kollegiale Besprechungen wegen gemeinsamem Messestand«.

Die Bewirtung von Mitarbeitern ist in einem angemessenen Rahmen zu 100 Prozent abzugsfähig, z.B. wenn Sie Ihre Bürohilfe und Ihre Putzfee zu einem Weihnachtsessen einladen. Bei Gaststättenrechnungen ist wichtig, dass die Rechnung auf Ihren Namen ausgestellt wurde, was allerdings erst ab 150 Euro nötig ist. Die Rechnung muss zudem maschinell erstellt und registriert worden sein. Für Bewirtungskosten muss eine eigene Spalte in der Buchhaltung angelegt werden und die Belege müssen getrennt gesammelt werden.

Geschenke und Sachbezüge

Kleine Geschenke erhalten die Freundschaft. Das gilt auch im Geschäftsleben. Das Finanzamt akzeptiert betrieblich veranlasste Geschenke bis zu einem Wert von 35 Euro pro beschenkter Person pro Jahr, z.B. wenn Sie einer befreundeten Kollegin einen Blumenstrauß zur bestandenen Weiterbildung oder zu Weihnachten etwas schenken. Geben Sie auf dem Beleg Namen und Anlass an. Wenn Sie kleine Präsente unter 10 Euro z.B. an Ihre KlientInnen und GeschäftspartnerInnen machen, so genannte Streuwerbeartikel, z.B. Kugelschreiber, Mappen, Notizblöcke, Kalender, Bücher, Tassen, CDs etc. sind diese als Werbegeschenke voll absatzfähig.

Sie dürfen Ihren MitarbeiterInnen mehrfach pro Jahr Geschenke bis zu 60 Euro überreichen, sofern diese an einen besonderen Anlass gebunden sind, wie z.B. den Geburtstag oder die Hochzeit. Diese zählen in voller Höhe zu den Betriebsausgaben. Darüber hinaus können Sie Ihren MitarbeiterInnen jeden Monat Gehalts-Extras in Form von Sachbezügen bis zu einer Höhe von 44 Euro zukommen lassen. Das können Tank- oder andere Gutscheine sein, z.B. Guthaben- oder Prepaidkarten. Diese Gehalts-Extras bleiben lohn- und sozialversicherungsfrei, gleichzeitig sind die Ausgaben voll als Betriebsausgaben ansetzbar.

Verlustrücktrag und -vortrag

Wenn Sie mit in Ihrer Startphase Anlaufverluste erzielen, was nicht selten geschieht, oder einmal im Verlauf Ihrer Selbständigkeit ein verlustträchtiges Jahr zu verzeichnen haben, können Sie diesen Verlust im Rahmen eines Verlustrücktrags oder -vortrags steuermindernd geltend machen. Zunächst einmal können Sie Verluste im selben Jahr mit anderen Einkunftsarten verrechnen. Nehmen wir an, Sie erzielen aus Ihrer angestellten Tätigkeit Einnahmen und haben in Ihrer freiberuflichen Tätigkeit Verluste, so können die Einnahmen mit dem Verlust aus selbständiger Arbeit verrechnet werden. Das Gleiche gilt, sollten Sie mit Ihrem Ehepartner zusammen veranlagt werden. Wenn dann immer noch ein Verlust bleibt, so kann dieser in künftige Jahre mitgenommen und mit den positiven Einnahmen aus diesen Jahren verrechnet werden.

Als Alternative können Sie durch einen Verlustrücktrag den Verlust auf Ihre Einkünfte des Vorjahres anrechnen lassen und sich die bereits bezahlte Einkommensteuer zurückholen. Sie haben die Wahl und können selbst entscheiden, ob ein Verlustvortrag oder Verlustrücktrag für Sie günstiger ist. Die gute Nachricht zuerst: Um in den Genuss des Verlustrücktrags zu kommen, müssen Sie nichts tun. Wenn Sie Ihre Steuererklärung und die Einnahmen-Überschuss-Rechnung abgeben, aus denen ein Verlust hervorgeht, trägt das Finanzamt den Verlust automatisch ins Vorjahr zurück, ändert den bereits ergangenen Steuerbescheid fürs Vorjahr und erstattet Ihnen ggf. Steuerbeträge zurück. Aber aufgepasst: Dieser automatische Rücktrag durch das Finanzamt kann jedoch schnell zu Nachteilen für Sie führen. Denn das Finanzamt trägt immer den Gesamtbetrag des Verlustes bis zur Höhe der gesamten Einkünfte des Vorjahres zurück. Das kann dazu führen, dass der steuerliche Grundfreibetrag des Vorjahres unterschritten wird. Für diesen Grundfreibetrag wird ohnehin keine Einkommensteuer fällig. Das heißt: Unterschreitet der zu versteuernde Gewinn des Vorjahres durch den Verlustrücktrag den Grundfreibetrag, verschenken Sie bares Geld. Dieser Rücktrag ist nur für das vorangegangene Jahr möglich.

Hierzu ein Beispiel: Haben Sie 2017 einen Verlust gemacht, kann er nur mit den Gewinnen aus 2016, nicht aber mit denen aus 2015 oder früheren Jahren verrechnet werden. Gehen Sie folgendermaßen vor: Ein Beispiel: Sie erzielen in Ihrem Beruf als Werbekauffrau im Jahr 2017 Einkünfte aus nichtselbständiger Arbeit in Höhe von 25.000 Euro. Sie zahlen dafür Lohnsteuer in Höhe von 5.000 Euro. 2018 machen Sie sich als Heilpraktikerin für Psychotherapie selbständig und investieren in eine neue Praxis, wohingegen Ihre Einnahmen noch gering sind, sodass 2018 ein Verlust von 10.000 Euro entsteht. Der Verlust kann nun auf das Jahr 2017 zurückgetragen werden, was die gezahlte Lohnsteuer mindert. Sie erhalten eine Steuererstattung.

Wenn Sie Ihren Verlustrücktrag beschränken wollen, geben Sie dies und die Höhe des Betrags in Ihrer Steuererklärung an. Dann wird der verbleibende Teil aufs Folgejahr verschoben. Fällt Ihnen erst nach Abgabe der Steuererklärung auf, dass ein Vortrag günstiger gewesen wäre, ist noch nichts verloren. Nach Zugang des geänderten Steuerbescheids für das Vorjahr legen Sie innerhalb von vier Wochen Einspruch ein, um den Verlustrücktrag nachträglich zu begrenzen. Doch Vorsicht: Bei regelmäßigen Verlusten müssen Sie allerdings auf Prüfung hin Ihr Gewinnstreben nachweisen können. Sonst könnte es sein, dass Ihre selbständige Tätigkeit als Liebhaberei eingestuft wird.

Kosten für Werbung

Alle Formen von Werbung sind abzugsfähig, wie z.B. bereits ausgeführt Ihre Internetseite, aber auch Visitenkarten, Flyer, Zeitungsanzeigen, kostenpflichtige Fachartikel, Praxisschilder, Stände auf Ausstellungen, Werbegeschenke.

Investitionsabzugsbetrag

Ein weiteres Steuersparinstrument ist der Investitionsabzugsbetrag. Dabei handelt es sich nicht um eine Abschreibung im engeren Sinn, sondern um eine gewinnmindernde Rücklage, die bereits bis zu drei Jahre vor der Anschaffung eines abnutzbaren, beweglichen, neuen oder gebrauchten Wirtschaftsgutes gebildet werden darf. Den Investitionsabzugsbetrag dürfen haupt- oder nebenberufliche Selbstständige unabhängig von der Rechtsform ansetzen. Einzige Voraussetzung ist, dass im Jahr der Bildung des Abzugsbetrages bei Einnahmen-Überschuss-Rechnung der Betriebsgewinn 100.000 Euro nicht überschreitet. Die Rücklage darf immerhin bis zu 40 Prozent der voraussichtlichen Anschaffungskosten des Wirtschaftsgutes betragen. Der Investitionsabzugsbetrag kann auch für gebrauchte

Wirtschaftsgüter gebildet werden. Wird der Gegenstand, für den ein Investitionsabzugsbetrag gebildet wurde, nicht rechtzeitig angeschafft, muss die Rücklage allerdings gewinnerhöhend aufgelöst werden, und zwar in dem Jahr, in dem sie ursprünglich gebildet wurde.

Ein Beispiel: Sie überlegen 2017, sich im kommenden Jahr neue Büromöbel zu kaufen. Sie haben sich bereits etwas Passendes ausgesucht. Die Kosten belaufen sich auf 3.000 Euro. Um den Gewinn größtmöglich zu mindern, bilden Sie eine Rücklage in Höhe von 40 Prozent, das wären 1.200 Euro, die Sie in Ihrer Steuererklärung für 2017 ansetzen.

Vorgründungskosten

Ihre Existenzgründung beginnt vermutlich nicht mit Ihrem ersten Arbeitstag in Ihrer Praxis. Sicherlich haben Sie geraume Zeit vorher schon, oft monate- oder manchmal sogar jahrelang, Recherchen und Planungen angestellt, Beratungen in Anspruch genommen, Ausbildungen und Seminare besucht, Anschaffungen getätigt, Renovierungen vorgenommen und Einrichtungengegenstände angeschafft und Fachliteratur gekauft. Das kann ganz schön ins Geld gehen und weit bevor die erste Rechnung an eine KlientIn geschrieben werden kann, müssen Sie erst einmal in erheblichem Maße in Ihre eigene Tasche greifen. Die gute Nachricht: Diese Kosten können Sie als vorweg genommene Betriebsausgaben in Ihrer Gewinn- und Verlustrechnung ansetzen. Einzige Voraussetzung dabei ist, dass Ihre Aufwendungen in einem tatsächlichen wirtschaftlichen Zusammenhang stehen. Je nach Größe und Komplexität Ihres Vorhabens werden Vorlaufzeiten von bis zu drei Jahren anstandslos anerkannt.

Als typische vorweg genommene Betriebsausgaben gelten unter anderem:

- Ausbildungs-, Weiterbildungs- und Seminarkosten, z.B. Ihre Psychotherapie-Ausbildung und insbesondere Gründungsseminare
- Gebühren für Genehmigungen und Bescheinigungen, z.B. Bauamt

- Gerichts- und Notarkosten
- Finanzierungskosten
- Ausgaben für Werbung und Organisationsaufbau
- Beraterhonorare, z.B. Steuerberatung, Gründungscoaching oder der Rutengänger
- Ausgaben für Fachliteratur
- Reisekosten
- geschäftliche Fahrtkosten aller Art, wahlweise die tatsächlich entstandenen Kosten oder 0,30 Euro pro gefahrenen Kilometer
- Mieten und Renovierungskosten
- Planungs- und Gutachterkosten, z.B. Begehungen der Praxisräume
- Anschaffung von Fahrzeugen, Maschinen, Anlagen und Inventar
- Büromaterial, Porto und Kommunikationsgebühren im erforderlichen Umfang

Bitte beachten Sie: Wenn Sie die Vorlaufkosten nicht aus der eigenen Tasche bezahlen wollen, müssen Sie schon vor dem Start in die Selbstständigkeit fleißig Belege sammeln. Nur so senken Sie Ihre Steuerbelastung, denn Sie müssen die entstandenen Kosten nachweisen.

Die steuerliche Anerkennung als Betriebsausgaben und Vorsteuer gilt sogar dann, wenn Sie Ihre Pläne letztlich nicht verwirklichen können und schließlich gar keine Betriebseinnahmen erzielt werden. Das hat der Bundesfinanzhof in einem Grundsatzurteil vom 15.04.1992 mit Az.: III R 96/88 entschieden und seitdem wiederholt bekräftigt. Die Beweispflicht liegt allerdings in jedem Fall bei Ihnen. Sie müssen im Zweifel plausibel machen können, welchem konkreten betrieblichen Zweck eine Ausgabe gedient hat, dass Sie ernste Gründungsabsichten hatten und notfalls erklären können, warum Sie sich letztlich dagegen entschieden haben.

Übrigens: Was GründerInnen recht ist, ist AussteigerInnen billig. Das Prinzip der vorweggenommenen Betriebsausgaben gilt sinngemäß umgekehrt auch für Ausgaben, die erst nach einer Betriebsschließung anfallen. Notwendige Ausgaben nach der Abmeldung eines Gewerbes oder der Aufgabe einer freiberuflichen Tätigkeit erkennt das Finanzamt ebenfalls als Betriebsausgabe an – und zwar selbst dann, wenn sie erst im Folgejahr anfallen.

Die Übungsleiterpauschale

Viele heilkundlich Tätige haben mehrere Qualifikationen. Vielleicht trifft das auch auf Sie zu. In diesem Fall können Sie von der Übungsleiter- oder Ehrenamtspauschale profitieren. Ihre Fähigkeiten können Sie nutzen, um in den Genuss der Übungsleiterpauschale zu kommen. Die Übungsleiterpauschale beträgt 2.400 Euro im Jahr. Diese darf steuer- und sozialversicherungsfrei verdient und muss nicht in der Steuererklärung angegeben werden. Einnahmen aus unterschiedlichen Quellen werden dabei zusammengerechnet.

Begünstigt werden Sie allerdings nur, wenn Sie nebenberuflich etwas zu Ihrer Haupttätigkeit dazu verdienen und eine Tätigkeit mit pädagogischer Ausrichtung ausüben, z.B. als AusbilderIn, ÜbungsleiterIn, ErzieherIn, BetreuerIn oder »vergleichbare Tätigkeiten« ausüben, als ExamensprüferIn oder KünstlerIn tätig sind, ältere behinderte oder kranke Menschen pflegen oder betreuen, z.B. in einem Pflegeheim oder im Rettungsdienst. Sie sind nur dann nebenberuflich tätig, wenn Sie nicht mehr als ein Drittel der Zeit, die Sie für Ihren Hauptberuf aufbringen, für Ihre Nebenbeschäftigung verwenden. Weiterhin gilt als Voraussetzung, dass die Tätigkeit nicht im Hauptberuf und im Auftrag einer öffentlichen oder öffentlich-rechtlichen Institution, z.B. von Städten und Gemeinden, Schulen, Hochschulen, Volkshochschulen, Kammern etc. oder in gemeinnützigen Vereinen, Stiftungen, mildtätigen Einrichtungen, Kirchen oder vergleichbaren Einrichtungen ausgeübt wird.

Die 2.400 Euro stellen einen Freibetrag dar und nicht etwa nur eine Freigrenze. Das heißt, dass Sie auch dann in den Genuss der Vergünstigung kommen, wenn Ihre Gesamteinnahmen aus der betreffenden Tätigkeit höher liegen. Sie versteuern dann lediglich den übersteigenden Teil des Einkommens. Im Gegenzug dürfen Sie notwendige Ausgaben aber ebenfalls nur abziehen, soweit sie 2.400 Euro übersteigen. Übrigens: Davon dass es sich bei der Übungsleiterpauschale nur um magere »Aufwandsentschädigungen« handeln darf, ist im Gesetz schon länger nicht mehr die Rede: Die Steuervergünstigung ist nicht gebunden an einen bestimmten Stundensatz, sondern deckt im Zweifel also selbst Spitzenhonorare ab.

Die Übungsleiter-Pauschale von 200 Euro im Monat kann ganz einfach mit einem 450-Euro-Job kombiniert werden. Insgesamt steigt damit die für Sie als NebenjobberIn die steuer- und abgabenfreie Verdienstgrenze auf insgesamt 650 Euro monatlich. Es könnte also interessant sein. Warum nicht ein Kommunikationsseminar bei der IHK anbieten? Oder Sie halten neben Ihrer Haupttätigkeit im therapeutischen Beruf noch Stressmanagementseminare oder Yogakurse bei der Volkshochschule? Vielleicht bieten Sie Kunst- und Gestaltungskurse an, Naturwanderungen oder Kräuterseminare oder geben Musikunterricht.

Die Ehrenamtspauschale

Die Ehrenamtspauschale kommt immer dann in Betracht, wenn die Voraussetzung für die Übungsleiterpauschale mangels pädagogischer Ausrichtung der Tätigkeit nicht erfüllt ist. Begünstigt durch die Ehrenamtspauschale sind sämtliche Tätigkeiten im gemeinnützigen, mildtätigen und kirchlichen Bereich. Die Ehrenamtspauschale beträgt 720 Euro. Die Aufwandsentschädigung muss dabei verhältnismäßig sein. Eine Beschränkung auf bestimmte berufsmäßig abgegrenzte Tätigkeiten wie bei der Übungsleiterpauschale sieht die Ehrenamtspauschale nicht vor. Begünstigt sind demnach z.B. die Tätigkeiten der Vorstandsmitglieder, der KassiererIn, der Bürokräfte, des Reinigungspersonals, der PlatzwartIn und des Aufsichtspersonals. Wie bei der Übungsleiterpauschale gilt hier die Nebenberuflichkeit.

Die Begünstigung durch die Ehrenamtspauschale ist ausgeschlossen, wenn für die Einnahmen aus derselben Tätigkeit ganz oder teilweise der Übungsleiterfreibetrag gewährt wird oder gewährt werden könnte. Dies bedeutet, dass bei der einzelnen Nebentätigkeit die Ehrenamtspauschale nicht zusätzlich zum Übungsleiterfreibetrag berücksichtigt werden kann. Für die Einnahmen aus unterschiedlichen ehrenamtlichen Tätigkeiten – auch für einen Verein – können der Übungsleiterfreibetrag und die Ehrenamtspauschale nebeneinander gewährt werden. Die Tätigkeiten müssen aber voneinander trennbar sein, gesondert vergütet werden und die dazu getroffenen Vereinbarungen müssen eindeutig sein und tatsächlich durchgeführt werden, z.B. wenn Sie in einem Sportverein als LehrerIn für Autogenes Training tätig sind und darüber hinaus noch Aufgaben in der Vorstandschaft übernehmen. Die Ehrenamtspauschale kann wie die Übungsleiterpauschale mit einem 450-Euro-Job kombiniert werden.

EIGENBELEGE - HILFE BEI FEHLENDEN RECHNUNGEN

»Keine Buchung ohne Beleg« lautet die Devise der Buchhaltung. Doch in der Hektik des Alltags kann es schon einmal vorkommen, dass ein Beleg verloren geht. Sollte es nicht möglich oder zu aufwendig sein, ein Duplikat zu erhalten, ist es möglich, einen Eigenbeleg auszustellen. Sie sollten sehr genau darstellen, wie viel, für was, wann und an wen bezahlt worden und was der Grund für die Ausstellung des Eigenbelegs ist. Im Prinzip braucht es genau die gleichen Angaben wie auf dem Originalbeleg. Bestätigen Sie dann die Richtigkeit Ihrer Angaben durch Ihre Unterschrift. Doch aufgepasst: Sollte die Ausstellung von Eigenbelegen nicht eine Ausnahme sein, sondern regelmäßig erfolgen, gefährden Sie die Glaubwürdigkeit Ihrer gesamten Buchführung, was dann z.B. während einer Betriebsprüfung oft zum Problem werden kann.

Wenn Sie gebrauchte Artikel für Ihren Betrieb kaufen, z.B. über Online-Versteigerungshäuser oder schon mal einen Dekorationsartikel auf dem

Flohmarkt, bekommen Sie in der Regel keine Rechnung. Heben Sie in diesen Fällen den PC-Ausdruck über den Kauf auf oder schreiben Sie einen Eigenbeleg.

LIEBHABEREI

Wer als ExistenzgründerIn im Haupt- oder Nebenberuf eine Praxis eröffnet, erlebt häufig das folgende Szenario: im ersten Jahr werden wegen der wenigen KlientInnen nur wenig Einnahmen erzielt, was dann bei oft höheren Ausgaben nicht zu dem erhofften Gewinn, sondern zunächst einmal zu einem Verlust führt. Im nächsten Jahr haben sich dann die Einnahmen eventuell erhöht, für einen Gewinn sind sie aber immer noch nicht hoch genug. Stellt sich dieser aber auch nicht in den Folgejahren ein, läuft man früher oder später Gefahr, in seinem Steuerbescheid in etwa folgenden Satz vorzufinden: »Der geltend gemachte Verlust aus selbstständiger Tätigkeit kann steuerlich nicht anerkannt werden, weil keine Gewinnerzielungsabsicht erkennbar ist.« Das Finanzamt hat den erklärten Verlust also nicht als Einkünfte aus selbstständiger Arbeit berücksichtigt, sondern der privaten Lebensführung zugeordnet. Folglich kann der Verlust steuerlich nicht mehr mit anderen positiven Einkünften aus nicht selbständiger Arbeit, Vermietung und Verpachtung oder sonstigen Einkünften verrechnet werden.

Mit der Einstufung Ihrer Tätigkeit als »Liebhaberei« spricht das Finanzamt dem Ausübenden also die Gewinnerzielungsabsicht ab. Diese ist jedoch neben der Selbstständigkeit, der Nachhaltigkeit und der Teilnahme am allgemeinen wirtschaftlichen Verkehr eine zwingende Voraussetzung. Die Absicht, Gewinn zu erzielen, liegt dann vor, wenn aus objektiven Umständen und Verhältnissen davon ausgegangen werden muss, dass die selbstständige Tätigkeit zum Zwecke der Vermögensmehrung ausgeübt wird. Es kommt auf die Absicht der Gewinnerzielung an, nicht darauf, ob ein Gewinn tatsächlich erzielt wird. Die Absicht zur Gewinnerzielung können Sie dem Finanzamt darlegen, indem Sie alle Unterlagen sammeln, die zeigen, dass Sie diesbezüglich aktiv geworden sind, z.B. durch Werbemaßnahmen, eine Verbesserung Ihrer Internetseite, die Wahrnehmung eines Unternehmenscoachings etc.

Laut Auffassung des Bundesfinanzhofes liegt Liebhaberei dann vor, wenn ein Betrieb nicht nach betriebswirtschaftlichen Gesichtspunkten geführt wird und nach seiner Wesensart auf Dauer gesehen keinen Gewinn erzielen kann. In der Praxis werden häufig Tätigkeiten als Liebhaberei bewertet, bei denen der Lebensunterhalt anderweitig bestritten wird und die Verluste durch andere, positive Einkünfte ausgeglichen werden, und die trotz anhaltender jahrelanger Verluste weder aufgegeben werden, noch die Art der Betriebsführung verändert wird. Dies können freiberufliche Nebentätigkeiten mit »Hobbycharakter« sein, aber auch z.B. schriftstellerische oder künstlerische Tätigkeiten, die auf Dauer keine Gewinnerzielung erwarten lassen. Oftmals wird Liebhaberei bei zusammenveranlagten Ehegatten festgestellt, bei denen beispielsweise der Ehemann hohe Einkünfte erzielt, die Ehefrau hingegen z.B. ein Kunstatelier führt, welches nachhaltige Verluste bei hohen Atelier- und Materialkosten erzielt.

Erst kürzlich traf die Einschätzung der Tätigkeit als Liebhaberei einen Psychotherapeuten: Das Finanzgericht München erkannte die Verluste aus seiner Therapeutentätigkeit nicht an. Das Finanzamt hatte Verluste in Höhe von ca. 10.000 Euro aus fünf Jahren korrigiert, so dass der Therapeut mehrere tausend Euro an Steuern plus Zinsen nachzahlen musste. Bemerkenswert an dem Fall des Psychotherapeuten ist, dass nicht ein typisches Hobby, sondern eine anerkannte freiberufliche Tätigkeit als Liebhaberei eingestuft wurde: ein Warnsignal an alle Selbständigen, die ihre Verluste seit Jahren einfach stehenlassen, ohne Gegenmaßnahmen zu ergreifen!

Anlaufverluste in der Aufbauphase der selbstständigen Tätigkeit sind allerdings allein noch kein Merkmal für Liebhaberei. Tritt jedoch der Anfangs skizzierte Fall ein, will das Finanzamt also eine Tätigkeit wegen wiederholten Verlustes als Liebhaberei bewerten, obwohl die Tätigkeit sehr wohl von einer Gewinnerzielungsabsicht getragen ist, wird es Sie in der Regel vorher anhören und nach den Ursachen und ggf. nach entsprechenden Veränderungen in der Betriebsführung fragen. In Ihrer Stellungnahme sollten Sie ein schlüssiges Konzept vorlegen und das Bemühen sichtbar machen, entsprechende Gegenmaßnahmen zu ergreifen. Der Fiskus gesteht Ihnen durchaus eine Anlaufphase zu, in der Sie Verluste erzielen dürfen. Dieser Zeitraum sollte nur nicht zu lange andauern. Denn trotz aller Anlaufschwierigkeiten muss die Absicht erkennbar sein, dass mit der verlustbringenden Tätigkeit auf Dauer gesehen nachhaltig Gewinne zu erzielen sind. Besteht diese Absicht nicht, wird das Finanzamt die erzielten Verluste aberkennen.

Eventuell erkennt das Finanzamt nach Ihrer schlüssigen Darlegung Ihre Tätigkeit und damit auch die Verluste uneingeschränkt an. Sehr wahrscheinlich ist in einem solchen Fall aber dann eine vorläufige Steuerfestsetzung hinsichtlich der selbständigen Tätigkeit, was dem Finanzamt eine spätere Korrektur erleichtert, sollte sich der Liebhabereivorwurf bestätigen. Wird dagegen die Tätigkeit steuerlich nicht anerkannt und dies im Steuerbescheid so festgestellt, bleibt nur die Anfechtung des Bescheides per Einspruch.

Ein wichtiges Urteil sprach der Bundesgerichtshof BGH am 23.05.2007 (X R 33/04). Es heißt dort, dass trotz langjähriger Verluste bei einer Tätigkeit, die typischerweise der Erwerbssphäre zugeordnet ist, Gewinnerzielungsabsicht angenommen werden kann und Liebhaberei erst nach einer Anlaufphase von regelmäßig 5 Jahren vorliegt, wenn das Betriebskonzept nicht offenkundig Gewinne ausschließt, die bis dato gewonnenen Erkenntnisse keine Änderung der Verlustsituation erwarten lassen und die Steuerpflichtige ihr Konzept nicht ändert. Eine Zuordnung zur Erwerbsphäre kann sicherlich bei der Tätigkeit als HeilpraktikerIn für Psychotherapie angenommen werden kann.

SONDERAUSGABEN

Kosten der privaten Lebensführung sind steuerlich in aller Regel nicht abzugsfähig. Aber aus sozialen und wirtschaftspolitischen Gründen gibt es Ausnahmen: die Sonderausgaben und die außergewöhnlichen Belastungen. Sie mindern den Gesamtbetrag der Einkünfte und führen dadurch zu einer geringeren Steuerlast. Dahinter steht der Gerechtigkeitsgrundsatz, dass deutsche BürgerInnen nach ihrer Leistungsfähigkeit besteuert und Härtefälle abgemildert werden sollen.

Folgende Aufwendungen werden als Sonderausgaben, anerkannt, soweit sie nicht als Werbungskosten oder Betriebsausgaben berücksichtigt werden können:

- Kosten für die Altersvorsorge der gesetzlichen und privaten Rentenversicherung. Geleistete Beiträge können (Stand 2017) nur bis zu einer Obergrenze von derzeit 84 Prozent oder bis zu einer Höhe von maximal 23.362 Euro bei Ledigen und 46.724 Euro bei Verheirateten pro Jahr berücksichtigt werden. Der Prozentsatz steigt um 2 Prozent pro Jahr.
- Beiträge zur Kranken, Pflege-, Arbeitslosen-, Unfall- und Haftpflichtversicherung, Risikolebensversicherung, Lebensversicherung, abgeschlossen vor dem 31. Dezember 2004, die Erwerbs- und Berufsunfähigkeitsversicherung. Hier gilt eine jährliche Höchstgrenze der absetzbaren Kosten. Diese beträgt bei sozialversicherungspflichtigen ArbeitnehmerInnen 1.900 Euro und bei Selbstständigen 2.800 Euro. Ehe- und Lebensgemeinschaftspaare verfügen über den doppelten Höchstbetrag.
- Unterhaltsleistungen an den geschiedenen oder dauernd getrennt lebenden Ehegatten
- Kirchensteuer
- Kinderbetreuungskosten
- Aufwendungen für die erstmalige eigene Berufsausbildung
- Schulgeld
- Spenden

AUSSERGEWÖHNLICHE BELASTUNGEN

Es gibt keine allgemeingültige Liste für sämtliche außergewöhnlichen Belastungen, doch in diese Kategorie fallen

- Krankheitskosten wie Arztkosten, Fahrtkosten, Zuzahlungen für Medikamente, sofern Ihre Krankenkasse diese Leistungen nicht übernimmt
- Aufwendungen, die einem behinderten Menschen durch seine Behinderung entstehen
- Pflege- und Pflegeheimkosten für die eigenen Eltern, sofern die Pflegeversicherung diese Leistungen nicht übernimmt
- Scheidungskosten
- Beerdigungskosten
- Unterhaltskosten
- Kosten eines Zivilprozesses
- Augenoperationen, die eine Fehlsichtigkeit korrigieren
- Kosten für die Berufsausbildung des eigenen Kindes, wenn es volljährig ist, nicht zu Hause wohnt und kein Kindergeld mehr bekommt.

Allerdings können außergewöhnliche Belastungen nur teilweise abgesetzt werden und bringen nur dann eine Steuerersparnis, wenn sie die so genannte zumutbare Belastung übersteigen. Dieser Eigenanteil hängt von Ihrem Einkommen, Familienstand und Kinderzahl ab. Die Mühe lohnt sich also nur, wenn die gesamten außergewöhnlichen Belastungen in einem Jahr sehr hoch sind.

Außergewöhnliche Belastungen sind auf der letzten Seite des Mantelbogens der Steuererklärung einzutragen. Es wirkt sich nur der Betrag steuerlich aus, der die zumutbare Eigenbelastung übersteigt. Sie dürfen nur solche Kosten als außergewöhnliche Belastungen geltend machen, die keine Krankenkasse oder private Versicherung übernommen hat. Sie müssen also zunächst Erstattungen und sonstige Zuschüsse abziehen. Denn

Zumutbarer Eigenanteil in Prozent Ihres Einkommens 2017			
Familien-stand	Jahreseinkünfte		
	bis 15.340 Euro	bis 51.130 Euro	über 51.130 Euro
Ledige	5	6	7
Verheira-tete	4	5	6
1 oder 2 Kinder	2	3	4
> 2 Kinder	1	1	2

unter die außergewöhnlichen Belastungen fallen nur Kosten, die Ihnen wirklich entstanden sind. Zudem verlangt das Finanzamt stets eine ärztliche Verordnung und bei manchen Kosten vor Antritt ein amtsärztliches Attest, z.B. bei Kuren.

SOLIDARITÄTSZUSCHLAG UND KIRCHEN-STEUER

Sowohl der Solidaritätszuschlag als auch die Kirchensteuer sind Ergänzungsabgaben, also zusätzliche Abgaben zur Einkommensteuer. Der Solidaritätszuschlag von 5,5 % wird auf die Einkommensteuer aufgeschlagen und ist zusätzlich zu entrichten. Genauso verhält es sich gegebenenfalls mit der Kirchensteuer, die je nach Bundesland 8 oder 9 Prozent beträgt. Kirchensteuer müssen Sie zahlen, wenn Sie Mitglied der katholischen, evangelischen oder genau bestimmter anderer Religionsgemeinschaften sind.

STEUERBESCHEIDE PRÜFEN UND GEGEBE-NENFALLS EINSPRUCH EINLEGEN

Nach Informationen des Bundes für Steuerzahler ist jeder dritte Bescheid des Finanzamts fehlerhaft. Ämter können sich irren, und diese Irrtümer belasten letztendlich Sie als Steuerzahlerin. Deshalb gilt: Wenn Ihnen etwas schleierhaft vorkommt oder Sie sich ungerechtfertigt zur Kasse gebeten fühlen, dann wehren Sie sich. Legen Sie Einspruch ein. Doch bevor Sie agieren, prüfen Sie bitte Ihren Bescheid erst einmal sorgsam. Im Abschnitt »Erläuterungen« des Steuerbescheides finden Sie aufgelistet, welchen Punkten in Ihrer Erklärung nicht gefolgt wurde und warum. Die meisten Steuersoftwaren prüfen gleich automatisch Ihre Bescheide. Sollten Sie sowieso Steuerberatung in Anspruch nehmen, wird Ihr Bescheid dort geprüft und gegebenenfalls nach Rücksprache mit Ihnen Einspruch eingelegt.

Wenn Sie Einspruch einlegen möchte, sollten Sie nicht zu lange warten. Denn Sie haben genau einen Monat Zeit. Diese Frist beginnt bereits drei Tage nach Ausstellung des Steuerbescheides.

Beispiel: Auf Ihrem Einkommensteuerbescheid für 2016 steht das Datum 19. September 2017 (Dienstag). Steuerlich bekannt gegeben gilt der Bescheid daher am 22. September 2016 (Freitag). Sie haben bis einschließlich 23. Oktober 2017 (Montag), 23:59 Uhr, Zeit für Ihren Einspruch, weil der eigentliche Fälligkeitstag am 22. Oktober ein Sonntag ist.

Sollte Ihnen die Zeit zur Prüfung zu kurz sein, legen Sie einfach auf jeden Fall Einspruch ohne Angabe von Gründen ein. Dann haben Sie in der Folge Zeit, alles ohne Risiko und Kosten für Sie genau zu prüfen und gegebenenfalls Unterlagen und Informationen zu beschaffen, die Ihre Argumente untermauern.

Ein Einspruch muss immer schriftlich bei der Finanzbehörde eingehen, ob per Post, Fax oder Email. Es wird frei formuliert. Vergessen Sie nicht, Ihren Namen und Ihre Steuernummer anzugeben, und geben Sie an, um welchen Bescheid es sich handelt. Nennen Sie im Betreff Ihres Schreibens klar, um was es geht: Einspruch oder Widerspruch. Begründen Sie Ihren Einspruch und untermauern Sie Ihren Standpunkt gegebenenfalls mit weiteren Unterlagen, Gerichtsurteilen etc. Aber Achtung: Wenn Sie Einspruch einlegen, schaut das Finanzamt nicht nur auf Ihre beanstandeten Punkte: Es prüft die gesamte Steuererklärung nochmal durch. Es können dadurch für Sie unerwünschte Folgen entstehen, die man im Amtsdeutsch »Verböserung« nennt. Denn wenn die FinanzbeamtIn einen Fehler entdeckt, der für Sie

Vorteile hatte, wird auch dieser korrigiert. Das Finanzamt muss Ihnen diesen Fall jedoch mitteilen. Dann können Sie Ihren Einspruch zurückziehen und alles bleibt beim Alten.

Nicht immer brauchen Sie gleich Einspruch einzulegen. Sie können formlos Antrag auf schlichte Änderung stellen. Hier wird der Bescheid nur in diesen Punkten nochmal betrachtet. Das ist der einfache Weg, wenn es sich beispielsweise um Zahlendreher oder Rechenfehler handelt oder Sie einen Beleg vergessen haben. Ein kurzer Anruf beim Steuerbeamten oder eine Email genügt.

Selbst wenn Sie Einspruch eingelegt haben, müssen Sie, solange noch nicht entschieden ist, zunächst die geforderte Summe bezahlen. Einen Zahlungsaufschub können Sie nur erreichen, wenn Sie gleichzeitig mit Ihrem Einspruch einen Antrag auf Aussetzung der Vollziehung stellen. Dieses formulieren Sie mit einer Zeile in Ihr Einspruchsschreiben hinein. Diese Aussetzung erhalten Sie allerdings nur über den strittigen Steuerbetrag. Der Rest muss termingerecht bezahlt werden.

Wenn Sie mit Ihrem Einspruch Erfolg haben, werden zu viel gezahlte Beträge zurück erstattet. Sollte das Finanzamt Ihrem Einspruch nicht stattgeben, bleibt Ihnen die Klage vor dem Finanzgericht. Dieser Weg ist jedoch mit Kosten verbunden und bedarf unbedingt einer Beratung.

WENN DIE BETRIEBSPRÜFERIN KOMMT

Wenn sich das Finanzamt zur Betriebsprüfung anmeldet, bricht bei den allermeisten Menschen gehörig Stress bis hin zu Panikzuständen aus. Denn die BetriebsprüferIn schaut sehr genau. Doch Sie brauchen nicht wirklich Befürchtungen zu haben, wenn Sie Ihre Buchführung ordentlich halten und alle Belege aufbewahrt haben. Viele Betriebsprüfungen sind reine Routinemaßnahmen der Finanzverwaltung. Die Auswahl der zu prüfenden Betriebe wird manchmal sogar dem Zufall überlassen. Problematisch ist an solchen »Zufallsprüfungen« vor allem, dass sie aus heiterem Himmel kommen und Sie als UnternehmerIn völlig unvorbereitet treffen.

Als FreiberuflerIn fallen Sie in der Regel unter die Kategorie Kleinst- oder Kleinbetrieb. Während Großbetriebe lückenlos überprüft werden, sinkt die Prüfungs-Wahrscheinlichkeit mit abnehmender Betriebsgröße. Betriebe, die einen Umsatz von bis zu 155.000 Euro oder einen Gewinn von maximal 32.000 Euro pro Jahr haben, fallen in die Kategorie Kleinstbetriebe. Der Inhaber eines Kleinstbetriebes muss im Durchschnitt alle 50 Jahre mit einer Betriebsprüfung rechnen. Ein sogenannter Kleinbetrieb mit einem Umsatz von über 155.000 Euro oder einem Gewinn von mehr als 32.000 Euro wird im Durchschnitt alle 25 Jahre geprüft. Die Folge: Inhaber eines kleinen Betriebes begegnen in ihrem gesamten UnternehmerInnenleben mit etwas Glück keiner einzigen BetriebsprüferIn. Trotzdem kann es Sie treffen. Neben Routineprüfungen sind mehr und mehr besondere Auffälligkeiten der Anlass für Betriebsprüfungen: Darunter fallen beispielsweise Änderung der Rechtsform, Kontrollmitteilungen aus anderen Prüfungen, erhebliche Abweichungen des Betriebs von Branchendurchschnitten oder eine Anzeige.

In folgenden Fällen erhöht sich die Wahrscheinlichkeit einer Betriebsprüfung:

- wenn Ihre Steuererklärungen öfter Ungereimtheiten enthalten
- Sie regelmäßig Abgabe- und Zahlungsfristen versäumen
- oder über Jahre ein so geringes Einkommen angeben, dass Sie nicht darstellen können, wovon Sie Ihren Lebensunterhalt bestreiten
- wenn Ihre Angaben von Jahr zu Jahr stark schwanken
- Ihre Geschäftszahlen weit von denen Ihrer Kollegen abweichen
- oder Sie schon bei vorherigen Betriebsprüfungen aufgefallen sind
- wenn Sie gewinnmindernde Verträge mit nahen Familienangehörigen schließen, wie z.B. Miet- und Arbeitsverträge
- wenn auf Ihrem Bescheid der Satz: »Der Bescheid ist nach § 164 AO vorläufig« steht
- wenn Sie Ihre selbständige Tätigkeit aufgeben

Übrigens geht man davon aus, dass die Tatsache, dass Sie mit der Erstellung Ihrer Steuererklärungen eine SteuerberaterIn beauftragt haben, einen gewissen Schutz vor einer Steuerprüfung darstellt.

Leider führen etwa 90 Prozent aller Betriebsprüfungen zu Nachzahlungen. Die Betriebsprüfung kann aber auch zu einem ganz anderen Ergebnis kommen, da die PrüferIn nach der Abgabenordnung zur Objektivität verpflichtet ist. Sie hat sowohl zu Gunsten als auch zu Ungunsten der Steuerpflichtigen zu prüfen. Das heißt: Die PrüferIn darf nicht einseitig ErfüllungsgehilfIn des Finanzamts sein. Ein Beispiel: Bei der Zusammenstellung der Betriebsausgaben waren der PrüferIn ungewöhnlich niedrige Energiekosten für zwei Prüfjahre aufgefallen. Sie stellte fest, dass Sie versehentlich den Einkauf von Heizöl für die Praxis nicht über Ihre Betriebsausgaben, sondern über Ihre Privatausgaben gebucht haben. Der Praxisgewinn wurde dadurch um 1.200 Euro zu hoch ausgewiesen. Da die PrüferIn diesen Buchungsfehler bemerkt hat, muss sie den Gewinn für die beiden Kalenderjahre zu Ihren Gunsten korrigieren.

Ist die Ankündigung erst einmal ins Haus geflattert, gilt es, sich gut vorzubereiten, um die sicher aufkommenden Fragen beantworten zu können. Nutzen Sie die Zeit, um Ihre Unterlagen zu ordnen. Vorliegen muss der PrüferIn alles, was notwendig ist, um Ihre Angaben in der Steuererklärung zu prüfen. Je schneller und besser sich die PrüferIn in Ihren Unterlagen orientieren kann, desto schneller und unkomplizierter verläuft die Prüfung. Sie werden einige Wochen vor Beginn der Prüfung schriftlich verständigt. Den Prüfungstermin und Ort können Sie mit der Prüferin abstimmen. Geprüft wird wahlweise in Ihren Räumen, im Finanzamt oder bei der SteuerberaterIn. Meist betrifft die Prüfung die vergangenen drei Jahre.

Eine Betriebsprüfung beginnt regelmäßig mit einem Einführungsgespräch. Bei dieser ersten Kontaktaufnahme mit der BetriebsprüferIn sollten Sie möglichst Ihre SteuerberaterIn hinzuziehen. Im zweiten Schritt wird die PrüferIn in aller Regel Ihre Praxisräume besichtigen. Dazu ist sie berechtigt. Selbst wenn Sie die eigentliche Betriebsprüfung erfolgreich in die Kanzleiräume des Steuerberaters verlegt haben, kann die PrüferIn auf eine

Praxisbesichtigung bestehen. Ziel der Praxisbesichtigung ist es, das Zahlenwerk, das sie aus ihren Vorbereitungsarbeiten kennt, in eine materielle Vorstellung umzuwandeln.

Nach vorläufigem Abschluss der Prüfung stellt die PrüferIn formlos ihre Feststellungen zusammen. Der wichtigste Termin ist dann die Schlussbesprechung. Hier braucht es Verhandlungsgeschick, da jetzt die unklaren oder strittigen Punkte diskutiert werden. Um zu einem gemeinsamen Ergebnis zu kommen, ist hier von beiden Seiten etwas Flexibilität und Kompromissbereitschaft notwendig, damit Einvernehmen erzielt wird, was nicht immer sein muss. Die Prüfungsergebnisse werden schließlich zusammengefasst, Sie erhalten eine Prüfbericht und anschließend geänderte Bescheide über die geprüften Jahre. Gegen diese können Sie dann gegebenenfalls Einspruch einlegen oder klagen.

INFORMATIONEN ZUM STEUERRECHT IM INTERNET

Auf vielen Internetseiten können Sie sich zu den unterschiedlichsten steuerlichen Sachverhalten, Ihre Gründung bzw. den späteren beruflichen Alltag betreffend, informieren. Als ausgezeichnete Quellen sind zu nennen: www.der-onlinesteuerberater.de, www.steuernetz.de und www.steuertipps.de. Diese Informationen sollten Ihnen jedoch nur zur ersten Orientierung dienen, konkrete und individuelle Fragestellungen sollten Sie mit professionellen BeraterInnen klären.

TEIL II: EINKÜNFTE AUS VERSCHIEDENEN EINKUNFTSARTEN UND TEILSELBSTÄNDIGKEIT

Sich beruflich auf mehrere Standbeine zu stellen, kann für FreiberuflerInnen sehr von Nutzen sein. Wie beruhigend ist es doch, Einkommen aus verschiedenen Einkunftsarten erzielen zu können, sofern Sie nicht anderweitig genügend finanziell abgesichert sind, z.B. durch ein stabiles Einkommen eines Ehe- oder Lebenspartners, durch eine Haushaltsgemeinschaft oder gute Rücklagen. Auf diese Weise können Sie Ihre Praxis entspannt aufbauen und bezüglich Ihrer therapeutischen Entscheidungen frei und unabhängig von finanziellem Druck bleiben. Dies ist eine Grundvoraussetzung für ethisch ausgerichtete therapeutische Arbeit und ebenso für die Freude, die Sie durch Ihr allmähliches Hineinwachsen in die organisatorischen und inhaltlichen Aspekte der neuen Tätigkeit erfahren können. Denn der Aufbau einer finanziellen Lebensgrundlage durch eine freiberufliche Tätigkeit braucht seine Zeit. ExpertInnen gehen bei realistischer Einschätzung durchgängig für alle Berufssparten von einer Spanne von drei bis fünf Jahren aus, um ein Angebot, egal ob im Sektor Handel oder Dienstleistung, entsprechend auf dem Markt zu positionieren. Und selbst dann ist es nur durch den Aufbau eines exzellenten Renommees, eines guten Netzwerks, das Besetzen einer Nische und punktgenaue, zielgruppengerechte Praxiswerbung möglich, allein durch die heilkundliche Tätigkeit als HeilpraktikerIn für Psychotherapie ein solch ausreichendes Einkommen zu generieren, dass Sie davon wirklich angemessen leben können.

Sicheres Expandieren in diesem Beruf ist gegeben, wenn Sie realistisch alle Möglichkeiten betrachten, die am besten dazu dienen, letztendlich die gewünschte berufliche Zukunft fest zu etablieren. Die meisten frischgebackenen HeilpraktikerInnen treffen die Entscheidung, langsam in den neuen Tätigkeitsbereich hineinzuwachsen und sich zusätzliche finanziell tragende Säulen zu schaffen, indem sie weitere selbständige Tätigkeiten mit dem

Heilberuf kombinieren, sei es freiberuflicher oder gewerblicher Art, z.B. indem sie Coaching oder Beratung anbieten, Seminare oder Kurse geben oder etwas verkaufen. Viele KollegInnen behalten zumindest vorerst Ihren »Brotberuf« bei und beginnen aus der Sicherheit ihres Angestelltenverhältnisses heraus stufenweise mit dem Aufbau ihrer Selbständigkeit, indem sie die Stundenanzahl Schritt für Schritt reduzieren. Einige nehmen auch eine geringfügige Beschäftigung auf 450-Euro-Basis an. Wenn Sie mit Ihrem Vorhaben und Ihren Begabungen ganz vielfältige Leistungen abdecken, sollte Ihr Interesse steuerrechtlich gesehen grundsätzlich darauf liegen, so viele Teilbereiche Ihrer Tätigkeit wie möglich als freiberuflich eingestuft zu wissen, denn nur so können Sie die Vorzüge einer Freiberuflichkeit wirklich genießen. Anzumerken ist zunächst, dass jede einzelne Ihrer Tätigkeiten jeweils für sich betrachtet und sodann vom Finanzamt geprüft werden muss, ob es sich hierbei um eine freiberufliche oder eine gewerbliche Tätigkeit handelt. Als HeilpraktikerIn für Psychotherapie ist es für Sie unerlässlich, zwischen den verschiedenen der Freiberuflichkeit zugeordneten Bereichen strikt zu trennen: Wichtig ist vor allem, dass Sie differenzieren, welche Ihrer Tätigkeiten innerhalb und welche außerhalb der Heilkunde stattfinden, und dass Sie dies durch getrennte Buchführung deutlich machen. Sonst geraten Sie in die Gefahr, dass die so genannte Abfärbetheorie mit ihren negativen Folgen greift. Was die Abfärbetheorie ist, wurde bereits im Steuerteil dieses Buches beschrieben und wird uns in diesem Teil weiter beschäftigen. Übt eine EinzelfreiberuflerIn eine gemischte Tätigkeit aus, sind die freiberuflichen und die gewerblichen Einkünfte ungeachtet wirtschaftlicher und sachlicher Bezugspunkte nach der jüngeren Rechtsprechung getrennt zu ermitteln, sofern dies nach Verkehrsauffassung möglich ist. Einheitliche Einkünfte liegen nur vor, wenn die Tätigkeiten derart miteinander verbunden sind, dass sie sich gegenseitig unauflösbar bedingen. Das Gute: Wenn Sie auch sonst alles klar trennen müssen, dürfen Sie einen einzigen Außenauftritt führen und alle Bereiche, die Sie anbieten, auf einer Internetseite, den gleichen Briefbögen und Visitenkarten aufführen. Nur der heilkundliche Teil Ihrer Tätigkeit ist umsatzsteuerbefreit, alle anderen Einnahmen unterliegen der Umsatzsteuerpflicht. Wenn Sie HeilpraktikerIn für Psychotherapie sind, also einen Status mit Heilerlaubnis besitzen, ist es grundsätzlich besonders günstig, wenn Sie Ihre Gesamttätigkeit so steuern und gestalten können, dass die meisten Einkünfte im umsatzsteuerfreien Sektor liegen.

In diesem Kapitel werden verschiedene Möglichkeiten aufgezeigt, wie Sie sich in Ihrem neuen Wunschberuf etablieren können und durch bedachtes Vorgehen eine in jeglicher Hinsicht gesunde Grundlage für Ihre berufliche Zukunft schaffen. Im Folgenden wird schwerpunktmäßig auf die steuerlichen Aspekte bei Vorhandensein verschiedener Einkunftsarten eingegangen, im Weiteren auf die sozialversicherungspfllichtigen und die zusätzlich zu beachtenden Aspekte. Der Fokus liegt in den Anführungen darauf, dass die heilkundliche Tätigkeit zentral ist bzw. als Nebentätigkeit zur angestellten Tätigkeit ausgeübt wird. Bitte informieren Sie sich auf jeden Fall selbst umfassend über alle diesbezüglichen rechtlichen Belange, denn die Rechtslage ist durchaus komplex und kann sich durchaus schnell verändern. Dieses Kapitel möchte Sie über die zugrundeliegende Thematik ins Bild setzen und Ihnen für Ihre eigene Situation und Darstellung vor den Behörden gute Argumentationshilfen aufzeigen, um bei Einzelfallentscheidungen zu punkten. Eine hilfreiche Webadresse zum Thema »Existenzgründung freie Berufe« mit Foren und der Möglichkeit, online eine beratende Fachperson zu kontaktieren ist die Existenzgründerseite www.existenzgründer.de des Bundesministeriums für Wirtschaft und Energie.

AUSÜBUNG DER HEILKUNDE

Als HeilpraktikerIn für Psychotherapie fallen Sie wie bereits oben ausgeführt unter die Heilberufe. Gemäß § 4 Nr. 14 a UStG sind Heilbehandlungen im Bereich der Humanmedizin umsatzsteuerfrei, allerdings nur dann, wenn bei der Tätigkeit ein therapeutisches Ziel im Vordergrund steht. Nach der Rechtsprechung des Europäischen Gerichtshofes EuGH und des Bundesgerichtshofes BGH sind Heilbehandlungen »Tätigkeiten, die zum Zweck der Vorbeugung, Diagnose und Behandlung und, soweit möglich, der Heilung von Krankheiten und Gesundheitsstörungen bei Menschen vorgenommen werden«. Eine bloße Maßnahme zur Steigerung des allgemeinen

Wohlbefindens bzw. ein Wellnessprogramm ist nach dieser Definition keine Heilbehandlung im Sinne der Befreiungsnorm, selbst wenn sie von Angehörigen eines Heilberufs erbracht wird. Deshalb haben viele HeilpraktikerInnen für Psychotherapie neben Ihrer heilkundlichen Tätigkeit häufig ein zweites Standbein wie Coaching oder Beratung, mit dem sie KlientInnen erreichen können, bei denen es um reine Lebenshilfe oder um Konfliktthemen, Mediation oder Entspannung geht. Für viele Ihrer gelernten Techniken und Methoden wird höchstwahrscheinlich gelten, dass diese in der Regel sowohl innerhalb als auch außerhalb der Heilkunde angesiedelt und genutzt werden können. Grundsätzlich muss immer genau getrennt werden, welchen Personenkreis Sie ansprechen und welche Ziele Sie mit Ihrer Behandlung verfolgen. Findet z.B. Beratung innerhalb der Heilkunde statt oder verwenden Sie dort eine Coachingtechnik, so gehört diese zu den umsatzsteuerfreien Leistungen, sonst nicht. Atemarbeit und energetische Elemente z.B. können mit therapeutischer Zielsetzung, aber auch zur Aktivierung der Selbstheilungskräfte und der Persönlichkeitsentwicklung genutzt werden. Die Leitung einer Therapiegruppe ist innerhalb der Heilkunde anzusiedeln, eine Selbsterfahrungsgruppe jeglichen Inhaltes außerhalb der Heilkunde.

Als zwar gesundheitsberuflich, jedoch außerhalb der Heilkunde angesiedelt gelten die Bereiche Beratung, Prävention, Entspannung, Massage, Unterricht und Selbsthilfetechniken. Wenn Sie, welche Methoden auch immer, außerhalb der Heilkunde anwenden, gilt es, immer zu prüfen, ob diese nach allgemeiner Auffassung keine nennenswerten seelischen oder körperlichen Gesundheitsschäden verursachen können und keine ärztlichen oder therapeutischen Fachkenntnisse erfordern. Hilfreich ist dazu ein Blick auf die Kontraindikationen bzw. die Tatsache, dass Sie Fachwissen benötigen, um nicht unerheblichen Gefahren professionell begegnen zu können. Wenn Methoden als Ausübung der Heilkunde eingestuft werden, ist es sehr problematisch, diese im nichtheilkundlichen Bereich anzuwenden. Entsprechende Urteile liegen für Shiatsu, Akupressur und Fußreflexzonenmassage und die einzelnen Verfahren der Traditionellen Chinesischen Medizin vor. Bei Craniosakraltherapie, Osteopathie, Homöopathie und Ähnlichem stellt sich wohl kaum die Frage, dass diese Verfahren dem heilkundlichen Bereich zuzuordnen sind. Eine Entspannungsmassage am Fuß hingegen wird niemand als Heilkunde ansehen.

Bitte beachten Sie: Wenn Sie sich als Angehörige eines freien Berufes von MitarbeiterInnen unterstützen lassen, ändert das zunächst noch nichts an Ihrem steuerrechtlichen Status. So gelten z.B. ÄrztInnen und RechtsanwältInnen als selbstständig Tätige, obwohl sie oft zahlreiche MitarbeiterInnen haben. Voraussetzung ist, dass Sie als ChefIn leitend und eigenverantwortlich tätig sind. Das gilt sowohl für heilkundliche als auch für selbstständige Lehrtätigkeiten. Wenn Sie eine Bürohilfe unterstützt, also eine gering qualifizierte Kraft gemessen an den Anforderungen, die vom Gesetzgeber bezüglich Ihrer Professionalität gestellt werden, ist das keine Gefahr für Ihre Freiberuflichkeit. Wenn Sie allerdings ein Seminar geben und Teile des Unterrichts durch weitere Personen leiten lassen, sieht das schon anders aus. Grundsätzlich geht es immer um die Frage, ob Sie trotz Ihrer MitarbeiterInnen Ihre Tätigkeit immer noch persönlich und eigenverantwortlich leitend erledigen können. Je mehr Verantwortung Sie abgeben, desto gefährdeter ist Ihr Status als FreiberuflerIn, und es kann Ihnen die Einstufung in die Gewerblichkeit drohen. Im Ergebnis bedeutet dies: Sie müssen persönlich an der Erbringung der Dienstleistung maßgeblich beteiligt sein und die Arbeit Ihrer MitarbeiterInnen und deren Ergebnisse überschauen und verantworten. Ihre Tätigkeit muss durchgängig den »Stempel Ihrer Persönlichkeit« tragen, dann können gegebenenfalls auch MitarbeiterInnen mit hoher Qualifikation beteiligt sein. Stellen Sie nicht einfach MitarbeiterInnen ein und warten ab, was passiert. Das kann teuer werden, da Ihnen das Finanzamt die Freiberuflichkeit rückwirkend aberkennen kann. Klären Sie Ihr Vorhaben schon im Vorfeld mit dem Finanzamt, und formulieren Sie dieses entsprechend, idealerweise mit Unterstützung einer SteuerberaterIn.

ACHING, BERATUNG, MEDIATION, SUPERVISION UND TRAINING

Coaching kann als gewerblich gelten, aber auch eine freiberufliche Tätigkeit sein, sofern bestimmte Voraussetzungen erfüllt sind. Leistungen aus dem Coaching sind üblicherweise Leistungen zur Prävention und Selbsthilfe, die keinen unmittelbaren Krankheitsbezug haben und dazu dienen, den allgemeinen Gesundheitszustand zu verbessern. Sie zählen laut den Umsatzsteuerrichtlinien nicht zu den Heilbehandlungsleistungen und sind daher nicht umsatzsteuerbefreit. Sollten Ihre Einnahmen aus Coaching- und reinen Beratungsleistungen, also Ihre nichtheilkundlichen Einnahmen, unter die 17.500-Euro-Grenze fallen, fallen Sie unter die Kleinunternehmerregelung, liegen diese darüber, fallen auf Ihre Leistungen 19 Prozent Umsatzsteuer an.

Ob Coaching und Beratung (die Begriffe werden häufig synonym verwendet) nun als freiberuflich oder gewerblich anzusehen sind, wird immer wieder äußerst kontrovers diskutiert. Eine einheitliche Linie ist leider kaum zu finden. Es kann vorkommen, dass das Gewerbeamt und das Finanzamt unterschiedlicher Meinung sind. Die abschließende Einstufung, ob Ihre Tätigkeit als freier Beruf oder Gewerbe anzusehen ist, obliegt allerdings allein dem zuständigen Finanzamt und ist stets von den Umständen des Einzelfalls abhängig. Klären Sie Ihre Situation auf jeden Fall vorher ab, und darüber hinaus, ob Sie steuerrechtlich für Ihre verschiedenen Tätigkeitsbereiche jeweils eine eigene Einnahmen-Überschuss-Rechnung abgeben müssen. Häufig ist das Finanzamt bei letzterem, vor allem, wenn es sich um untergeordnete und finanziell gering einzuschätzende Bereiche handelt, eher großzügig. Das muss aber nicht sein. So kann es Ihnen leider durchaus geschehen, dass Sie zwei, drei oder mehrere Einnahmen-Überschuss-Rechnungen einreichen müssen.

Bei der Darstellung der Tätigkeit gegenüber den Finanzbehörden sollten Sie sich tunlichst mit einer ExpertIn zusammensetzen, denn das Ergebnis der Auskunft hängt davon ab, wie schlüssig Sie argumentieren. Verweisen Sie auf die hinreichende Breite und Tiefe der Kenntnisse und deren Anwendung im Rahmen einer anspruchsvollen Tätigkeit. Beim Coaching wird die

Auffassung vertreten, dass kein schulmäßiges Programm mit individuellem Bezug umgesetzt wird, sodass keine unterrichtende Tätigkeit vorliegt. Vertretbar ist es, die Tätigkeit als zum Berufsbild der Diplom-PsychologInnen gehörig anzusehen. Werden Sie als Coach einer PsychologIn ähnlich tätig, so liegt eine Freiberuflichkeit vor, wenn Sie einen Abschluss als Diplom-Psychologin, eine Heilerlaubnis als HeilpraktikerIn für Psychotherapie oder einen ähnlichen Beruf, d.h. einer Diplom-PsychologIn vergleichbaren Ausbildungsstatus mit entsprechender Tätigkeit vorweisen können. Sicherlich ist es günstig, sollte dem so sein, vor dem Amt die Nähe zu therapeutischen und heilenden Berufen zu betonen.

Genauso ist die Sachlage bezüglich der Tätigkeit als MediatorIn zu bewerten. Wenn Sie einen Katalogberuf ausüben und ein beruflicher Zusammenhang dieses Katalogberufs mit der Mediation besteht, so kann im Einzelfall auch die Tätigkeit der MediatorIn freiberuflich sein. Zu prüfen ist also: Gehört die Mediation herkömmlich zum Berufsbild dieses Katalogberufs? Handelt es sich etwa um psychosoziale Mediation, z.B. Familienmediation, so liegt der Schwerpunkt auf den psychologischen Aspekten. Diese Tätigkeit ist dann möglicherweise ebenfalls von Ihrer Erlaubnis als HeilpraktikerIn für Psychotherapie gedeckt und damit freiberuflich.

Für psychologische Beratung, Lebensberatung oder Supervision gilt ebenfalls das oben Ausgeführte. In aller Regel müssen Sie hierfür ein Gewerbe anmelden, sollten nicht ein fachbezogenes Studium oder eine als freiberuflich eingestufte Ausbildung die Annahme eines freien Berufes stärken.

Der Gesetzgeber hat für sich die Frage der Unterscheidung einfach gelöst. Er sagt dazu: »Ein Gewerbe ist grundsätzlich jede wirtschaftliche Tätigkeit mit Ausnahme freiberuflicher oder landwirtschaftlicher Tätigkeit, die auf eigene Rechnung, eigene Verantwortung und auf Dauer mit der Absicht zur Gewinnerzielung betrieben wird.« Alles, was nicht unter die Freiberuflichkeit fällt, ist automatisch als gewerblich einzustufen.

UNTERRICHTENDE TÄTIGKEIT

Eine Tätigkeit als TrainerIn, die Beschäftigung als Honorarkraft im Schulungsbereich, die Durchführung von Seminaren und Gruppen, Yoga oder Feldenkrais werden im einkommensteuerlichen Sinne in aller Regel als unterrichtende Tätigkeit eingestuft und ist damit freiberuflich. Unterricht im Sinne des Einkommensteuergesetzes ist »die Vermittlung von Wissen, Fähigkeiten, Fertigkeiten, Handlungsweisen und Einstellungen in organisierter und institutionalisierter Form«. Diese erfordert ein auf ein bestimmtes Fachgebiet bezogenes schulmäßiges Programm zur Vermittlung von Kenntnissen. Der Unterricht kann hierbei auch individuell in Form von Einzelunterricht erteilt werden. Nehmen wir als Beispiel die Methoden »Autogenes Training«, »Feldenkrais« oder »Yoga«. Diese Methoden können Sie als InhaberIn einer Heilerlaubnis einerseits innerhalb der Therapie mit therapeutischer Zielsetzung heilkundlich einsetzen, aber ebenso im Rahmen der Gesundheitsvorsorge als reine Entspannungstechnik vermitteln. Diese Tätigkeit ist außerhalb der Heilkunde eine unterrichtende, egal, ob in Form einer Gruppen- oder Einzelsitzung gearbeitet wird.

Für die unterrichtende Tätigkeit ist eine wissenschaftliche Fachausbildung oder ein formaler Befähigungsnachweis im Allgemeinen nicht erforderlich. Entscheidend ist, dass Sie die betreffenden Kenntnisse und Fertigkeiten beherrschen und vermitteln können. Wie Sie sich bezüglich dieser Tätigkeit bezeichnen, ist unerheblich, solange es sich dem Wesen nach um eine unterrichtende Tätigkeit handelt. Eine Lehrtätigkeit liegt nicht mehr vor, wenn sie die Erarbeitung oder Entwicklung eines auf die speziellen Bedürfnisse einer Person abgestellten, nicht auf einen Fachbereich beschränkten Programmes erfordert. In diesem Fall handelt es sich dann um eine beratende oder Coaching-Tätigkeit.

Als selbständige Lehrkraft bzw. DozentIn unterliegen Sie grundsätzlich der Umsatzsteuerpflicht, können jedoch vom Finanzamt davon befreit werden, wenn Sie eine Bestätigung gemäß § 4 Nr. 21 b UStG vorlegen, die von der Bildungseinrichtung ausgestellt ist, an der Sie lehren. Die Unterrichtsleistungen müssen unmittelbar dem Schul- und Bildungszweck dienen und an privaten Schulen und anderen allgemeinbildenden oder berufsbildenden Einrichtungen erfolgen, denen eine Berufs- oder Prüfungsvorbereitung bescheinigt wird. Dies wäre z.B. der Fall, wenn Sie als DozentIn an einer Heilpraktikerschule unterrichten. Wenn Sie selbst Aus- oder Fortbildungen geben, die auf einen Abschluss hinführen und weitere spezifische Anforderungen erfüllen, können Sie bei Ihrer zuständigen Bezirksregierung einen Antrag auf Erteilung einer Bescheinigung nach § 4 Nr. 21 a UStG beantragen. Dann kommen Sie für Ihr spezifisches Ausbildungsangebot in den Genuss der Umsatzsteuerbefreiung. Veranstalten Sie hingegen Unterricht, Ausbildungen und Seminare, die keine Befreiung erlauben, oder leiten Sie Yogagruppen, geben Nachhilfe oder Ähnliches, sind Sie damit grundsätzlich umsatzsteuerpflichtig. Wenn Sie die vielerwähnte Kleinunternehmerregelung in Anspruch nehmen, ist die Umsatzsteuer für Sie bis zu einer Einkunftshöhe von 17.500 Euro im Jahr kein Thema.

Neben der steuerrechtlichen Betrachtung gilt es zu klären, ob für Ihre einzelnen Tätigkeiten Rentenversicherungspflicht besteht. Selbständige müssen grundsätzlich keine Sozialversicherungsbeiträge entrichten und sind für die Absicherung z.B. gegen berufliche und krankheitsbedingte Risiken sowie für die Alterssicherung für sich und ihre Angehörigen selbst verantwortlich. Verschiedene selbständige Berufsgruppen gelten allerdings als »besonders schutzbedürftig« und fallen daher unter die Versicherungspflicht. Dazu gehören neben z.B. KünstlerInnen, PublizistInnen, HandwerkerInnen, bestimmte pflegend Tätige, Hebammen, ErzieherInnen und Lehrkräfte, auch wenn Sie nur nebenberuflich unterrichten. Der Lehrbegriff wird hier weit ausgelegt: Jede Person, die Wissen, Fähigkeiten und Fertigkeiten von Mensch zu Mensch vermittelt, gilt als LehrerIn im Sinne des Rentenversicherungsrechts. Auf die Ausbildung, ein bestimmtes Studium oder gar ein staatliches Examen kommt es nicht an. Eine wissenschaftliche Fachausbildung oder ein formaler Befähigungsnachweis ist nach dem Rentenversicherungsrecht für eine unterrichtende Tätigkeit im Allgemeinen nicht erforderlich. Entscheidend ist, dass die Unterrichtende die ihr Unterrichtsgebiet betreffenden Kenntnisse und Fertigkeiten besitzt, sowie die Fähigkeit hat, diese den SchülerInnen zu vermitteln. Der Inhalt des Unterrichts ist nicht entscheidend. Als LehrerInnen gelten z.B.

VHS-DozentInnen, Handwerkskammer-AusbilderInnen, Fitness- und andere SporttrainerInnen, Tanz-, Yoga-, Fahr- oder SprachlehrerInnen. Sogar Verkaufs-, Rhetorik- oder KommunikationstrainerInnen von Geschäftskundlnnen laufen Gefahr, als rentenversicherungspflichtig eingestuft zu werden. So gehört Nachhilfe ebenso dazu wie Golf- oder Aerobicunterricht. Auch selbständige Coaches, Trainer, Moderatoren, SupervisorInnen oder FeldenkraispädagogInnen werden genannt.

BeraterInnen und Coaches können allerdings seit einer relativ neuen Entscheidung des Bundessozialgerichts vom 23.04.2015, Aktenzeichen B 5 RE 23/14 R, aufatmen. Das Urteil stellt klar, dass BeraterInnen und Coaches nicht rentenversicherungspflichtig sind, da individuelle Beratung und Coaching rentenversicherungstechnisch grundsätzlich nicht als Lehrtätigkeit einzustufen ist. Zwar vermitteln sie wie LehrerInnen Wissen, allerdings liegt der Schwerpunkt der Tätigkeit auf der Eröffnung von Handlungsmöglichkeiten zu einem bestimmten Anwendungszweck. Die Deutsche Rentenversicherung versteht unter Beratung die Unterbreitung konkret ausgearbeiteter und aufbereiteter Lösungs- bzw. Entscheidungsvorschläge. Auch BeraterInnen vermitteln wie LehrerInnen Wissen, aber immer bezogen auf den spezifischen Auftrag, sprich in Bezug auf das Problem, das sie für Ihre KlientInnen lösen sollen.

Übrigens gilt in der Rentenversicherung, sollten Sie versicherungspflichtig sein, die Geringfügigkeitsgrenze. Erst wenn Ihr Jahresgewinn aus der rentenversicherungspflichtigen Tätigkeit höher liegt als 450 Euro monatlich, sind sie versicherungspflichtig. Wenn Sie darüber liegen, gelangen sie nur aus der Rentenversicherung, wenn Sie mindestens eine versicherungspflichtige ArbeitnehmerIn oder zwei MinijobberInnen beschäftigen, die gemeinsam über 450 Euro monatlich verdienen.

Bei der Abgrenzung zwischen Unterricht, Training und Beratung handelt es sich immer um eine schwierige Gratwanderung. Sind Ihre Tätigkeiten nach Betriebszweck und -organisation hinreichend unterscheidbar, ist für die Prüfung der Versicherungspflicht der einzelnen Tätigkeiten grundsätzlich eine getrennte versicherungsrechtliche Beurteilung dieser Tätigkeiten vorzunehmen. Umfasst ein und dieselbe Tätigkeit sowohl lehrende als auch andere, z.B. therapeutische Inhalte, so üben Sie eine Mischtätigkeit aus und es kommt für die versicherungsrechtliche Beurteilung auf den sachlichen Schwerpunkt an. Sofern es sich dabei um eine überwiegend lehrende Tätigkeit handelt, bestünde grundsätzlich Versicherungspflicht. Wenn Sie Ihre Tätigkeit klar und nachweislich so aufsplitten können, dass mindestens 60 Prozent nicht lehrend sind, weil Sie z.B. neben der lehrenden Tätigkeit heilkundliche Leistungen oder Massagen und Wellness-Anwendungen ausüben, sind Sie nicht pflichtversichert. Als Nachweis verlangt die Rentenversicherung Ihren Steuerbescheid.

Als selbständig Tätige müssen Sie sich innerhalb von drei Monaten nach Aufnahme Ihrer Tätigkeit beim zuständigen Rentenversicherungsträger melden. Gut zu wissen ist, dass Ihnen, selbst wenn Sie Ihre Tätigkeit schon länger begonnen haben und sich später anmelden, bei Feststellung einer Versicherungspflicht keine Strafen drohen. Allerdings kann die Behörde bis zu vier Jahren zurückliegende Beiträge nachfordern. Die genaue Beschreibung Ihrer Tätigkeit hat besonders dann weitreichende Bedeutung, wenn Sie nicht versicherungspflichtig sein möchten. Beschreiben Sie ausführlich, wie Sie mit Ihren KlientInnen arbeiten bzw. wie sich Ihre Tätigkeit gestaltet und die verschiedenen Tätigkeitsbereiche gewichtet sind. Möglicherweise ist es sinnvoll, dass Sie sich bei der Formulierung von Profis wie einer Steuer- oder UnternehmensberaterIn oder anderen Fachpersonen unter die Arme greifen lassen. Vereinbaren Sie, bevor Sie starten, einen persönlichen Termin. So können Sie bezüglich Ihrer geplanten Einkunftsarten die Weichen richtig stellen. Erste Informationen erhalten Sie auf der Seite der Deutschen Rentenversicherung www.deutsche-rentenversicherung.de.

FREIE MITARBEIT UND HONORARTÄTIGKEIT

Als HeilpraktikerIn für Psychotherapie, Coach oder BeraterIn in einer bereits bestehenden Praxis, z.B. einer renommierten HeilpraktikerInnenpraxis mitarbeiten, in der das Feld »Psychotherapie« noch nicht angeboten wird? Bei einem Bildungsträger Seminare oder Ausbildungen anbieten? Im erlernten Grundberuf z.B. als DiplompädagogIn auf Honorarbasis in einer

Ehe-, Paar- und Familienberatungsstelle mitarbeiten, während Sie Ihre eigene Praxis kontinuierlich aufbauen? In welcher Kombination auch immer: Eine freie Mitarbeit bzw. eine Tätigkeit auf Honorarbasis streben viele zusätzlich an. Gute Idee, denn gerade am Anfang, wenn Sie in der eigenen Praxis noch wenige Aufträge haben, ist es sinnvoll, sich breit aufzustellen. Es ist gerade als AnfängerIn angenehm und förderlich, mit KollegInnen gleichen oder verschiedenen Berufes zusammen zu arbeiten und sich auszutauschen oder mit den Menschen einer Institution Kontakt pflegen zu können.

Was bedeutet nun »freie Mitarbeit« genau? Freie Mitarbeit ist nicht zu verwechseln mit der Bezeichnung »freier Beruf« oder »Freiberuflichkeit«. Freie Mitarbeit beschreibt ein Vertragsverhältnis, das kein festes Arbeitsverhältnis darstellt. Als freie MitarbeiterIn gelten Sie somit in der Regel als Selbstständige und sind entweder FreiberuflerIn oder Gewerbetreibende. Eine freie Mitarbeit zeichnet sich dadurch aus, dass Sie nicht weisungsgebunden oder in einen Betrieb eingegliedert sind. Nach Beendigung Ihres Auftrages stellen Sie der AuftraggeberIn eine Rechnung über Ihre Leistung und das zuvor vereinbarte Honorar. Ihre Leistungen sind umsatzsteuerfrei, sofern sie heilkundlich sind, während Einkünfte außerhalb der Heilkunde der Umsatzsteuerpflicht unterliegen. Wenden Sie die Kleinunternehmerregelung an, müssen Sie auf Ihrer Rechnung keine Umsatzsteuer ausweisen.

Wenn ein freies Mitarbeiterverhältnis zur Diskussion steht, ist zuerst zu prüfen, ob eine Scheinselbstständigkeit vorliegt. Ihre AuftraggeberIn ist gesetzlich dazu verpflichtet, sich von Ihnen Ihren Selbständigenstatus bestätigen zu lassen. Diese Bestätigung sichert die AuftraggeberIn ab, denn sie trägt bei einer vorliegenden Scheinselbstständigkeit ein hohes Risiko. Scheinselbstständigkeit ist rechtswidrig und gilt als verdecktes sozialversicherungspflichtiges Beschäftigungsverhältnis. Ihre AuftraggeberIn unterliegt, sollte die Beurteilung ergeben, dass sie ArbeitgeberIn und nicht AuftraggeberIn ist, rückwirkend allen Haftungs- und Zahlungsverpflichtungen eines Angestelltenverhältnisses. Sollten Sie selbst als freie MitarbeiterIn tätig sein, gelten diese Ausführungen ebenfalls, jedoch aus der anderen Warte. Als FreiberuflerIn möchten Sie sicherlich nicht Ihren Status durch unbedachtes Handeln verlieren.

Ob eine Scheinselbständigkeit vorliegt, kann von verschiedenen Stellen festgestellt werden: von der Deutschen Rentenversicherung Bund, einem Arbeitsgericht, von der Krankenkasse oder vom Finanzamt. Außerdem kann eine freiwillige Statusfeststellung gemäß § 7a Abs. 1 Satz 1 SGB IV bei der Clearingstelle der Deutschen Rentenversicherung Bund, Servicetelefon 0800/333191919, www.deutsche-rentenversicherung-bund.de, beantragt werden. So können Sie sich der richtigen Einordnung versichern. Die Rentenversicherung hat zudem einen nach Berufsgruppen gegliederten Katalog zur Abgrenzung zwischen abhängiger Beschäftigung und selbstständiger Tätigkeit veröffentlicht.

Ihr Status als FreiberuflerIn ist nicht gefährdet, wenn Sie

- mehrere AuftraggeberInnen haben, mindestens jedoch zwei, oder neben dem Auftrag eine eigene Praxis führen
- nicht in eine Betriebsstruktur eingebunden sind und mit eigenem Terminkalender arbeiten
- nicht weisungsgebunden sind und über Zeit, Ort, Art und Inhalt Ihrer Leistung selbst entscheiden
- Leistungen in eigenem Rahmen und auf eigene Rechnung erbringen.

Zwei Gerichtsurteile stützen die Selbständigkeit freier MitarbeiterInnen im heilkundlichen, therapeutischen und pädagogischen Bereich. Das Bundesarbeitsgericht hat mit seinem Urteil 5 AZR 477/78 die Selbständigkeit eines als freier Mitarbeiter tätigen Psychologen, der innerhalb der Behindertenfürsorge 18 Betreuungsstunden pro Woche leistete, da er Zeit, Art und Ort seiner Tätigkeit frei bestimmen konnte, bestätigt. Auch die Selbständigkeit einer Krankengymnastin, die als freie Mitarbeiterin in einer Krankengymnastikpraxis arbeitete und 70 Prozent des Umsatzes erhielt, wurde durch das Urteil 12 RK 64/87 des Bundessozialgerichtes bejaht.

Diese beiden Urteile können sicherlich auf ein breites Spektrum verwandter Berufe sowie Organisationsformen der AuftraggeberInnen angewandt werden.

Bitte beachten Sie, dass es mittlerweile nach neuer Rechtslage noch einen weiteren Status gibt: arbeitnehmerInnenähnliche Selbständige. Diesen Status erhalten Sie, wenn Sie als FreiberuflerIn nur für eine AuftraggeberIn tätig sind, selbst keine sozialversicherungspflichtigen MitarbeiterInnen beschäftigen und nicht scheinselbständig sind. Diese Einstufung hat arbeits- und sozialrechtliche Konsequenzen. Hier gilt ebenso als Voraussetzung, dass Sie nicht in eine betriebliche Struktur eingebunden sind und keine Weisungen empfangen. Sie sind nur in wirtschaftlicher Hinsicht von einer AuftraggeberIn abhängig. Arbeitnehmerähnlichen Selbständigen soll der Versicherungsschutz der gesetzlichen Rentenversicherung zur Verfügung stehen. Deshalb sind Sie grundsätzlich rentenversicherungspflichtig. Sie haben allerdings Ihre Beiträge in vollem Umfang selbst zu zahlen und sich sofort beim zuständigen Rentenversicherungsträger anzumelden. Das bedeutet für Sie, dass Sie volle 19,9 Prozent Ihres erzielten Gewinns in die Rentenversicherung einzahlen müssen.

Wenn Sie ein freies MitarbeiterInnenverhältnis eingehen möchten und weder als scheinselbständig noch als arbeitnehmerInnenähnlich selbständig gelten möchten, haben Sie nicht mit Schwierigkeiten zu rechnen, solange Sie die genauen Kriterien beachten und durchgängig einhalten. Wenn Sie bereits eine Praxis angemeldet haben und zudem als freie MitarbeiterIn tätig sind, ist für Sie und Ihre AuftraggeberIn die Gefahr, als scheinselbständig zu gelten, gebannt.

WELLNESS UND MASSAGELEISTUNGEN

Haben Sie die eine oder andere Massage oder eine Form der Körperarbeit gelernt, die Sie gerne als weiteres Angebot neben Ihren therapeutischen Praxisleistungen anbieten möchten? Möchten Sie präventiv berührend arbeiten? Atemarbeit anbieten? Tiefenentspannung ermöglichen? Nach dem deutschen Gesetz ist es erlaubt, auch im nichtheilkundlichen

Feld Massagen und Wellnessanwendungen anzubieten. Geschützt sind in Deutschland zwar Berufsbezeichnungen wie »HeilpraktikerIn«, »MasseurIn«, »Medizinische BademeisterIn«, »PhysiotherapeutIn« usw., nicht jedoch die Leistung selbst. Das bedeutet, Ihr Massageangebot richtet sich im Sinne einer Wellnessbehandlung an Gesunde. Die Anwendung der Massage dient dem Wohlbefinden und der Prävention, der Entspannung und Stimulierung der Selbstregulationskräfte und ist dann eine Dienstleistung, keine Therapie. Ihre Wellnessleistungen müssen Sie als Gewerbe in den Bereichen Prävention und Wellness anmelden. Sie sind grundsätzlich umsatzsteuerpflichtig. Wieder kommt hier vereinfachender Weise womöglich die Kleinunternehmerregelung in Betracht.

TÄTIGKEIT ALS HEILERIN

Wenn Sie Ihre KlientInnen auf dem geistigen Weg begleiten möchten, und spirituelle Methoden wie Schamanismus, Quantenheilung, geistiges bzw. energetisches Heilen, Klangschalenarbeit, Reiki und die verschiedenen Methoden des Heilens mittels Ihrer Hände etc. einsetzen möchten, ist für Sie das so genannte »Geistheilerurteil«, d.h. die beiden Beschlüsse des Bundesverfassungsgerichtes 1 BvR 784/03 vom 2.3.2004 und 2 BvR vom 03.06.2004, wegweisend. Diese besagen, dass Sie für eine solche Tätigkeit weder Prüfungen noch Zertifikate benötigen. Die Gerichtsbarkeit stuft das geistige Heilen als dritten Weg neben der klassischen Schulmedizin und der Naturheilkunde ein und sagt, dass geistiges Heilen nicht mit der Ausübung von Heilkunde verwechselt werden könne. Je weiter sich das Erscheinungsbild der HeilerIn von einer medizinischen Behandlung entferne, desto geringer seien die Verwechslungsgefahr und das Gefährdungspotential. Auf einem Aushang in der Praxis müssen HeilerInnen deutlich machen, dass sie keine Heilbehandlungen durchführen und die Behandlung keinen Besuch bei einer ÄrztIn, HeilpraktikerIn oder PsychotherapeutIn ersetzt.

Bei Erbringung Ihrer Leistung gilt es also wiederum zu entscheiden, ob Sie Ihre Methode innerhalb oder außerhalb der Heilkunde nutzen. So könnte z.B. die Quantenmethode oder Therapeutic Touch auch zur Lösung psychotherapeutischer Themen benutzt werden. Geht es hingegen um die spirituell-seelische Weiterentwicklung oder geistige Begleitung, ist Ihr Tun dem Bereich der Geistheilung zuzuordnen und als gewerblich anzusehen. Ihre Einnahmen unterliegen in diesem Fall der Einkommen- und Umsatzsteuer und gegebenenfalls der Gewerbesteuer. Sie sind nicht rentenversicherungspflichtig. Informationen erhalten Sie über den Dachverband geistiges Heilen e.V. bzw. über deren Webseite www.dgh-ev.de.

WARENVERKAUF

Möchten Sie neben Ihrer Praxistätigkeit noch Waren verkaufen? Aura-Soma-Fläschchen, Duftessenzen, Yogakissen, Klangschalen, Edelsteine, Blütenpollen, Nahrungsergänzung oder Bücher? Diese Einkünfte sind gewerblich und strikt zu trennen von Ihren freiberuflichen. Melden sie Ihren Handel beim Gewerbeamt an. Ihre Einnahmen unterliegen der Einkommen- und Umsatzsteuer und ebenfalls der Gewerbesteuer. Wenn Sie innerhalb der Kleinunternehmerregelung bleiben, bleibt umsatzsteuerrechtlich alles einfach. Sie sind hinsichtlich dieser Tätigkeit nicht rentenversicherungspflichtig.

STEUERSPARMODELL MINIJOB

Auch Sie als Selbstständige dürfen Nebenjobs ausüben. Warum also nicht einen Minijob annehmen? Als FreiberuflerIn können Sie natürlich Ihre beruflichen Fähigkeiten Unternehmen, Vereinen oder Institutionen als Minijob anbieten. Warum also nicht zwei Therapiesitzungen wöchentlich oder Entspannungskurse als MinijobberIn in einer VollheilpraktikerInnenpraxis im Nachbarort anbieten? Oder in einem Verein tätig werden? Eventuell noch einige Stunden in Ihrem »alten« Job arbeiten? Gelegenheiten gibt es viele. Gerade in der Aufbauzeit sichert dieser Plan stabile monatliche Einnahmen. Auch später lohnt sich das. Die Steuervergünstigungen und Abrechnungsvereinfachungen für geringfügig Beschäftigte sind auch auf anspruchsvolle Dienstleistungen anwendbar. Wie viele Stunden Sie für diesen Betrag zu leisten bereit sind, hängt von Ihnen und Ihrem Verhandlungsgeschick ab. In den Sozialgesetzen gibt es keine Einschränkungen der Tätigkeitsfelder oder gar maximale Stunden- oder Tagessätze. Die Nebeneinkünfte dürfen nicht mehr als dreimal im Jahr 450 Euro im Monat überschreiten. Bleiben die Einnahmen, einschließlich Urlaubs- und Weihnachtsgeld, im Jahr unter 5400 Euro, sind die Voraussetzungen für einen Minijob erfüllt. Sie kassieren sozusagen brutto für netto, denn die ArbeitgeberIn übernimmt die pauschale Einkommensteuer, einschließlich Solidaritätszuschlag und Kirchensteuer sowie pauschal die Kranken-, Unfall-, Arbeitslosenversicherung. Daher fallen für Sie keine Einkommensteuer und keine Sozialversicherungsbeiträge mehr an, sollten Sie Ihren Verzicht auf die Rentenversicherungspflicht erklären. Sie müssen die Einnahmen aus dem Minijob dennoch in Ihrer Einkommensteuererklärung angeben. Eine Besonderheit müssen Sie als MinijoblerIn beachten, wenn Sie hauptberuflich selbständig und freiwillig gesetzlich versichert sind. Die meisten Krankenkassen rechnen die Einkünfte aus dem Minijob mit ein. Privat Krankenversicherte betrifft dies nicht.

Übrigens: Grundsätzlich ist es rechtlich möglich, eine angestellte Beschäftigung und eine selbständige Tätigkeit beim selben Arbeit- bzw. Auftraggeber auszuüben, nur nicht in derselben Tätigkeit. Nach der Rechtsprechung des BFH ist es durchaus denkbar, »dass eine für den Arbeitgeber ausgeführte Nebentätigkeit vom Arbeitnehmer selbstständig und ohne inneren Zusammenhang mit seinem Arbeitsverhältnis erbracht wird. Es darf sich dann aber nicht um gleichwertige Tätigkeiten handeln, die unter ähnlichen organisatorischen Bedingungen ausgeübt werden«. Nehmen wir z.B. an, dass Sie, während Sie Ihre Praxis aufbauen, in einer Heilpraktikerschule einen Bürojob auf 450-Euro-Basis ausführen. Aufgrund Ihrer Weiterbildungen werden Sie gefragt, ob Sie freiberuflich als SeminarleiterIn arbeiten möchten oder Prüfungscoachings durchführen möchten. Das ist möglich. Wichtig ist zu prüfen, wie sich in einem solchen Fall die sozialversicherungsrechtlichen Auswirkungen darstellen. Sprechen Sie im Vorfeld mit Ihrer SteuerberaterIn und/oder Ihrer Kranken- und Rentenversicherung.

ANGESTELLTE TÄTIGKEIT UND SELBSTÄNDIGKEIT

Grundsätzlich dürfen Sie als ArbeitnehmerIn mehrere sich zeitlich nicht überschneidende Beschäftigungen ausüben. Diese Beschäftigung kann auch eine selbständige Tätigkeit sein. Denn in Deutschland greifen hier die Grundrechte auf freie Entfaltung der Persönlichkeit und der freien Berufsausübung. Allerdings finden sich Einschränkungen von Nebentätigkeiten in verschiedenen Gesetzen, Tarif- und Arbeitsverträgen. Es ist arbeitsrechtlich und vertraglich geregelt, wann und welche Nebentätigkeiten unzulässig sind, und welche Tätigkeiten anzeige-, informations- und genehmigungspflichtig sind. Finden sich weder im Gesetz noch in den Tarifverträgen Bestimmungen bezüglich einer Nebentätigkeit, so gelten arbeitsvertragliche Vereinbarungen. Generell kann man sagen, dass zulässige Nebentätigkeiten erlaubt werden müssen, solange die hauptberufliche Tätigkeit unter Ihrem Nebenerwerb nicht leidet oder mit dem Wettbewerbsverbot in Konflikt gerät. Solange das nicht geschieht, hat eine ArbeitgeberIn kaum Möglichkeiten und außerdem keine Veranlassung, Ihre selbständige Teilzeittätigkeit zu untersagen. Gibt es in Ihrem Arbeitsvertrag keine Regelungen über Nebentätigkeiten, können Sie eine zulässige Tätigkeit, ohne dass Sie diese anzeigen oder genehmigen lassen müssen, aufnehmen. Das heißt allerdings nicht, dass in diesem Fall jegliche Nebentätigkeit aufgenommen werden kann und keinerlei Informationspflicht besteht. Wenn berechtigte Interessen der ArbeitgeberIn bedroht, also die Nebentätigkeit unzulässig sein könnte, ist es äußerst ratsam, diese anzuzeigen. Eine generelle Verbotsklausel im Arbeitsvertrag bezüglich jeglicher Nebentätigkeit ist nach der Rechtsprechung im Allgemeinen unwirksam und nur unter besonderen Umständen statthaft. Beinhaltet der Arbeitsvertrag, dass Nebentätigkeiten anzeige- oder zustimmungspflichtig sind, müssen Sie sich daran halten. Wenn Sie ohne Wissen der Arbeitgeberin Ihre Praxis eröffnen, verletzen Sie eine Vertragspflicht und riskieren eine Abmahnung. Dabei ist es völlig egal, ob Ihre Nebentätigkeit zulässig ist oder nicht.

Und wie bewertet die Krankenversicherung eine selbständige Tätigkeit? Wer als Angestellte tätig ist und eine nebenberufliche selbstständige Tätigkeit aufnimmt, muss dies seiner Krankenversicherung mitteilen. Diese wird einen Fragebogen schicken, in dem es darum geht, wie hoch der wöchentliche Zeitaufwand sein wird und wie hoch das Einkommen aus dieser Nebentätigkeit geschätzt wird. Dabei spielen auch die Einnahmen aus Ihrer Angestelltentätigkeit eine Rolle, denn anhand des Verhältnisses zwischen diesen beiden Größen wird ermittelt, auf welcher Tätigkeit der Schwerpunkt liegt. Wenn die angestellte Tätigkeit überwiegt, können Sie die bisherigen Beiträge in der Pflichtversicherung weiter zahlen und müssen keine zusätzlichen Beiträge übernehmen. Es gibt keine feste gesetzliche Regel, die besagt, ab welchem Einkommen oder Zeitaufwand jemand als hauptberuflich selbstständig oder angestellt gilt. Die meisten Krankenversicherungen setzen aber eine Grenze bei 18 Stunden und einem Einkommen von 1.260 Euro im Monat. Werden diese Grenzen überschritten, dann handelt es sich nach deren Auffassung um eine hauptberufliche Tätigkeit. Das gilt selbst dann, wenn die nebenberuflich Selbstständige eine Angestellte beschäftigt.

ALTERSTEILZEIT UND SELBSTÄNDIGKEIT

Sie können auch dann einer Teilzeitselbständigkeit nachgehen, wenn Sie mit Ihrer ArbeitgeberIn eine Vereinbarung über Altersteilzeit getroffen haben. Erhalten sie von der Bundesagentur für Arbeit Aufstockungsleistungen, entfällt allerdings diese Förderung, wenn Sie über die Geringfügigkeitsgrenze des § 8 SGB I gelangen, für diesen Zeitraum. Ruht die Aufstockungsleistung mehr als 150 Tage, dann entfällt die Förderung komplett. Es gibt allerdings eine Ausnahme: Wenn Sie als ArbeitnehmerIn schon vor dem Beginn der Altersteilzeit ständig mehr als geringfügige Nebentätigkeiten ausgeführt haben. Das gilt als »fortgesetzte Nebentätigkeit«. Allerdings darf die Höhe der Einkünfte aus dieser Tätigkeit nicht höher sein als vor der Altersteilzeit, um die Förderung nicht zu gefährden. Vorsicht: Haben Sie die ArbeitgeberIn oder die zuständige Ausgleichskasse nicht über die mehr als geringfügige Nebenbeschäftigung informiert, müssen Sie der Bundesagentur für Arbeit die zu Unrecht gezahlten Leistungen erstatten.

RENTE UND SELBSTÄNDIGKEIT

Sie wollen sich in fortgeschrittenem Alter noch nicht zur Ruhe setzen oder müssen wegen geringer Rentenbezüge zusätzliches Einkommen erwirtschaften? Wieviel Sie zu Ihrer Altersrente hinzu verdienen dürfen, hängt von Ihrem Lebensalter ab. Wenn Sie nach Vollendung des 65. beziehungsweise des 67. Lebensjahres die Regelaltersrente beziehen, können Sie grundsätzlich unbegrenzt hinzuverdienen. Sie müssen Ihre Beschäftigung auch nicht Ihrem Rentenversicherungsträger melden. Erhalten Sie schon vor Erreichen der Regelaltersgrenze eine Altersrente, gelten beim Hinzuverdienst besondere Regelungen. Je mehr Sie hinzuverdienen, desto niedriger ist der Anteil der Rente. Melden Sie jede Erwerbstätigkeit Ihrem Rentenversicherungsträger. Dort erfahren Sie, ob Ihr Verdienst die Grenzen einhält oder überschreitet. Außerdem sagt er Ihnen, welche Einkommensarten als Hinzuverdienst berücksichtigt werden. Neben einer Vollrente dürfen Sie regelmäßig 450 Euro hinzuverdienen. Sie können Ihre Altersrente aber auch als Teilrente beziehen. Dies lässt Ihnen beim Hinzuverdienst einen größeren Spielraum. Die Hinzuverdienstgrenzen bei Teilrenten werden individuell berechnet. Genauso verhält es sich, sollten Sie eine Rente wegen Erwerbsminderung, Erwerbsunfähigkeit oder Berufsunfähigkeit beziehen. Kommt es zu einer Überschreitung der Hinzuverdienstgrenzen, werden die Renten nur noch teilweise ausbezahlt. Bei einem sehr hohen Hinzuverdienst kann es sogar zum kompletten Entfall der Rentenzahlung kommen. Generell gilt, dass eine volle Erwerbsminderungsrente immer dann geleistet wird, wenn die Hinzuverdienstgrenze von monatlich 450 Euro nicht überschritten wird. Diese Grenze gilt bundesweit einheitlich. Damit wird gewährleistet, dass eine geringfügige Beschäftigung – ein sogenannter Minijob – keine negativen Auswirkungen auf die Zahlung einer Erwerbsminderungsrente hat. Nähere Informationen über die verschiedenen Altersrenten gibt Ihnen Ihr Rentenversicherungsträger. Die dort erhältliche Broschüre »Die richtige Altersrente für Sie« steht auf der Webseite www.deutsche-rentenversicherung.de zum Download bereit.

UNTERVERMIETUNG VON PRAXISRÄUMEN

Viele PraxisbeginnerInnen können Ihre angemieteten Praxisräumlichkeiten nicht voll selbst nutzen. Zumindest nicht sofort, denn die KlientInnenzahl ist zu Beginn meist noch zu klein. Um hohe Fixkosten durch die Miete zu vermeiden, bietet es sich an, die Räume in Leerstandszeiten unterzuvermieten. Möglicherweise planen Sie allerdings schon von Anfang an ein Praxismodell, bei dem Sie mit KollegInnen derselben, einer ähnlichen oder einer gänzlich anderen Sparte eine Bürogemeinschaft gründen. Um spätere Komplikationen zu vermeiden, z.B. wenn dann im Laufe der Zeit jemand aus der Bürogemeinschaft austreten möchte, empfiehlt es sich, einen Mietvertrag abzuschließen, bei dem es eine HauptmieterIn und einen oder mehrere UntermieterInnen gibt. Sollten Sie die HauptmieterIn sein, und einen Teil Ihrer Praxis oder Ihren eigenen Raum stunden- oder tageweise untervermieten, erzielen Sie Einkünfte aus Vermietung und Verpachtung. Erwecken Sie nicht den Eindruck, dass Sie eine Gemeinschaftspraxis betreiben, z.B. durch getrennte Praxisschilder. Die Praxis-Gesamtmiete, die Sie dann an Ihre VermieterIn zahlen, ist in Ihrer Steuererklärung als Betriebsausgabe anzusetzen. Die erzielten Mieteinnahmen sind Betriebseinnahmen. Dabei ist es unerheblich, ob Sie möbliert vermieten oder sich Ihre UntermieterIn ihren Raum selbst gestaltet. Einnahmen aus Untervermietung sind grundsätzlich umsatzsteuerfrei. Ihrer Steuererklärung fügen Sie die Anlage V bei, in der Sie diese festhalten. Holen Sie sich auf jeden Fall die Erlaubnis der VermieterIn ein. Am besten halten Sie eine Option zur Untervermietung für alle Fälle, selbst wenn Sie eine Untervermietung nicht planen, gleich im Mietvertrag fest.

Welche weiteren Einkunftsquellen Sie auch immer neben Ihrer heilkundlichen Tätigkeit ins Auge fassen sollten: Sprechen Sie unbedingt Ihr Vorhaben mit einer professionellen BeraterIn durch. Für Fragen der Sozialversicherung wenden Sie sich an Ihre Krankenkasse oder die Rentenversicherung. Auf der Seite: www.deutsche-rentenversicherung.de erhalten Sie wichtige Hinweise. Auch Berufsverbände bieten Beratung an. Das Existenzgründerportal des Bundesministeriums für Wirtschaft und Energie BMWi hält viele Informationen für GründerInnen bereit, auch die Möglichkeit, kostenlos im Forum ExpertInnen Fragen stellen zu können. Das Bundesministerium für Arbeit und Soziales BMAS hat eine informative, kostenfreie Broschüre mit dem Titel »Teilzeit – alles was Recht ist« herausgegeben. Diese ist downloadbar auf der Seite www.bmas.de. Auch das Institut für freie Berufe Nürnberg IFB bietet viele Informationen unter www.ifb.uni-erlangen.de.

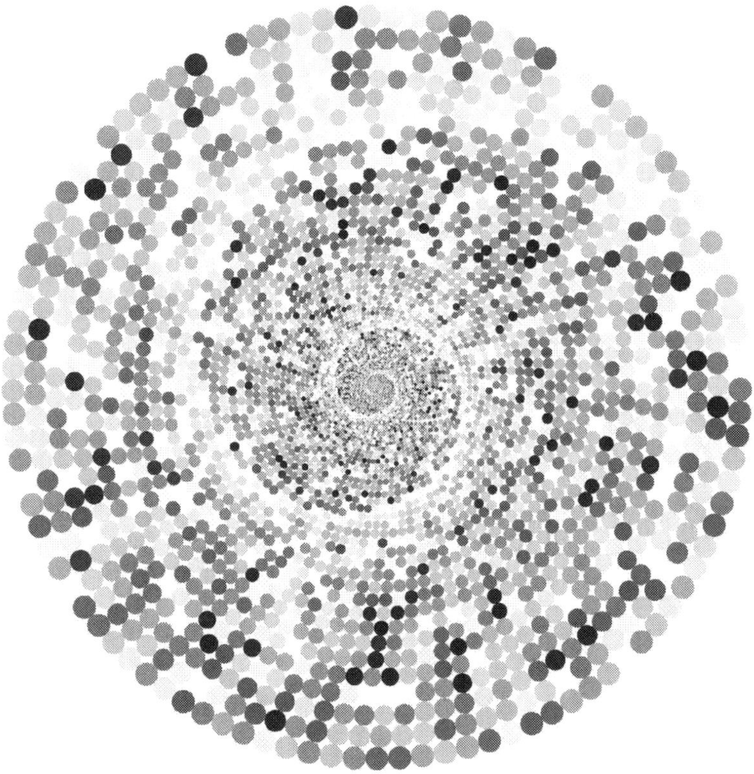

TEIL III: VERSICHERUNGEN UND ALTERSVORSORGE: WAS IST WIRKLICH WICHTIG?

RICHTIG VERSICHERN UND VORSORGEN

Wir leben in einem Zeitalter der stetigen, schnellen Veränderung. Waren früher Berufswege jahrzehntelang festgeschrieben, geht man gegenwärtig von einem starken Wandel in der Berufswelt aus. Privater und beruflicher Versicherungsschutz sollte daher flexibel, anpassungsfähig und gut gewählt sein. Das ist gar nicht so einfach. Bei jeglicher Diskussion um Sinn und Unsinn von Versicherungen muss eines klar sein: Versicherungen spielen das Spiel mit der Angst. Abzuwägen ist bei der Wahl des Versicherungsschutzes immer: Was brauche ich, um gut versichert zu sein, ohne unnötige Versicherungsverträge und Leistungszahlungen zu erbringen. Gerade als NeustarterIn werden Sie, bis Sie einmal so richtig Fuß gefasst haben, für den laufenden Lebensbedarf liquide sein wollen, statt Ihr Kapital in feste Töpfe fließen zu lassen. Es lohnt sich daher, sich diesem Thema dann ausführlich zu widmen, wenn die Praxiseröffnung in greifbare Nähe rückt. Die Absicherung gegen Krankheit und Unfall sowie die Altersvorsorge ist für ExistenzgründerInnen ein wichtiges, gleichzeitig aber ein kompliziertes Thema. Denn das deutsche System kennt Versicherungspflicht und Versicherungsfreiheit und ist immer wieder von Änderungen betroffen. Kurz gesagt steht die Grundabsicherung auf drei wesentlichen Säulen: Absicherung gegen Haftpflichtschäden, Krankheit und Erwerbsunfähigkeit. Auf diese Versicherungen zu verzichten, wäre schlichtweg fahrlässig.

Vieles muss bei einer geplanten Veränderung des bestehenden Versicherungsschutzes abgewägt und für den Bedarf für Sie als GründerInnen individuell zugeschnitten werden. Kriterien dafür sind: Alter, Familienstand, die Art Ihrer Unternehmung, die allgemeine finanzielle Situation, ob Immobilien vorhanden sind, eine ausschließliche Freiberuflichkeit gewählt wird, Teile des Versicherungsschutzes oder der Altersvorsorge über eine angestellte Tätigkeit abgedeckt, oder ob sie über die Familie finanziell gesichert sind.

Ein besonderes Augenmerk sollten Sie als FreiberuflerIn nicht nur auf die Absicherung gegen Krankheit und Unfall richten, sondern zudem darauf, wie Ihre Finanzen im Alter aussehen werden. Die Altersvorsorge muss in den ersten Gründungsjahren manchmal etwas vernachlässigt werden. Jedoch ist Ihre neue Tätigkeit nur dann erfüllend, wenn Sie es meistern, die finanzielle Verantwortung für sich und gegebenenfalls Ihre Familie zu übernehmen und auf solide Beine stellen zu können. Dazu gehört zwingend die bedarfsgerechte Altersvorsorge. Sicherlich möchten Sie in späteren Jahren keinen deutlich geringeren Lebensstandard als jetzt haben. Dafür müssen Sie z.B. mit einem Lebensalter von etwa 40 Jahren monatlich etwa 500 bis 600 Euro geschickt nutzen, um den Ihnen heute zur Verfügung stehenden finanziellen Rahmen auch im Alter in etwa aufrechterhalten zu können. Als HeilpraktikerIn für Psychotherapie haben Sie wahrscheinlich Ihre Tätigkeit in Ihrem Ursprungsberuf reduziert oder gar aufgegeben, weil Sie sinnerfüllt leben und arbeiten wollten und Ihnen die Arbeit mit Menschen am Herzen liegt. Es kann sein, dass Sie jetzt sogar weniger verdienen, da therapeutische Arbeit vom Wesen her zwar den Lebensunterhalt sichern kann, jedoch im Regelfall das finanzielle Wachstum aufgrund begrenzter Honorarhöhen von PrivatzahlerInnen und Ihre Situation als Ein-Personen-Betrieb in vielen Fällen überschaubar bleibt. Sie sollten auf jeden Fall dafür sorgen, dass Sie sich in finanzieller Hinsicht in Gedanken an später wohlfühlen können und durch passenden Versicherungsschutz ausreichend abgesichert sind. Alte Vermögensstrategien haben sich allerdings weitgehend aufgelöst, man denke besonders an der Deutschen liebstes Kind, die Kapitallebensversicherung. An ihre Stelle tritt ein kluges und flexibles System Risikoabsicherung und der Altersvorsorge, das auf verschiedenen Standbeinen fußen muss.

Eine Beratung durch einen oder mehrere unabhängige Versicherungsmakler ist durchaus sinnvoll. Mittlerweile gibt es Versicherungen und Versicherungsmakler, die sich speziell auf HeilpraktikerInnen und weitere nichtärztliche Heil- und angrenzende Berufe spezialisiert haben. Völlig autonome Beratung und Beurteilung Ihrer Verischerungsbedarfes erhalten Sie beim Bund der Versicherten, www.bundderversicherten.de. Für einen Jahresbeitrag von derzeit 40 Euro gewährt man Ihnen eine umfassende Unterstützung bei der Wahl der passenden Versicherungen, eine Beurteilung der bereits bestehenden Verträge sowie Hilfe im Streitfall mit Versicherungen. Auf die wichtigsten Versicherungen soll in diesem Kapitel im Überblick eingegangen werden.

EIN MUSS: DIE BERUFSHAFTPFLICHT-VERSICHERUNG

Über einigen Versicherungsschutz kann man geteilter Meinung sein, bzw. ist er schlicht unnötig. Keinesfalls trifft diese Einschätzung auf die Berufshaftpflichtversicherung zu. Falsche Therapiemethode angewandt, Patient nicht ausreichend aufgeklärt, Fehlinformationen gegeben, eine ernste psychische Erkrankung zu spät erkannt - wenn Sie als HeilpraktikerIn für Psychotherapie oder Ihre Angestellten Fehler machen, müssen Sie betroffenen KlientInnen finanziell Schadenersatz leisten. HeilberuflerInnen haften nach dem Bürgerlichen Gesetzbuch in ihrer beruflichen Ausübung für alle Schadenereignisse, die den Tod, die Verletzung oder Gesundheitsschädigung von Menschen, so genannte Personenschäden, oder die Beschädigung oder Vernichtung von Sachen, so genannte Sachschäden, zur Folge haben, und zwar unbeschränkt auch mit Ihrem Privatvermögen. Gerade im Gesundheitsbereich sind die Schadenersatzforderungen oft extrem hoch. Schnell können Forderungen Millionenhöhe erreichen. Damit ein möglicher Schaden nicht Ihr berufliches Aus bedeutet, sollte der Abschluss einer Berufshaftpflichtversicherung eine der ersten Handlungen sein.

Beispiel 1: Sie behandeln einen Klienten mit Burnout-Problematik falsch, dessen psychische Problematik sich verstärkt. Er ist daraufhin nicht mehr in der Lage, adäquat am täglichen Leben teilzunehmen. Die Angehörigen verklagen Sie daraufhin auf Schadensersatz - die Berufshaftpflichtversicherung kommt hierfür auf. Die Versicherung kümmert sich um alle berechtigten sowie unberechtigten Ansprüche und überprüft Vorwürfe gegen Sie. Die Versicherung wird etwaige Prozesskosten übernehmen, sollte es zu einem gerichtlichen Verfahren kommen.

Beispiel 2: Eine berühmte Tänzerin kommt in Ihre Räumlichkeiten. Sie rutscht auf dem von der eigens angestellten Reinigungskraft zu feucht gewischten Boden aus und bricht sich das Fußgelenk. Wegen der Verletzung der Verkehrssicherungspflicht, die Ihnen obliegt, macht Sie Ihre Klientin für den Personenschaden und entstandenen Verdienstausfall für mehrere Wochen in einer Gesamthöhe von 120.000 Euro haftbar. Die Berufshaftpflichtversicherung prüft nicht nur die berechtigten Ansprüche der Klientin, sondern befriedigt diese zeitnah.

Beispiel 3: Sie halten einen Infovortrag in einem Institut und stolpern über die Kabel des Beamers, der zu Boden fällt und irreparabel zerbricht. Hierbei bekommt eine TeilnehmerIn einen heißen Glassplitter ins Auge und muss sofort ins Krankenhaus. Es werden Ansprüche aufgrund des entstandenen Sach- und Personenschadens gegen Sie gestellt. Die Berufshaftpflichtversicherung übernimmt bei berechtigten Ansprüchen den Gesamtschaden.

Eine leistungsstarke Berufshaftpflichtversicherung als existenziell notwendige Risikoabsicherung ist sicherlich die nützlichste und wichtigste Versicherung, die Sie unbedingt sofort abschließen sollten, sobald Sie Ihre Praxis eröffnen. Auch wenn für den Betrieb einer psychotherapeutischen Praxis nach dem Heilpraktikergesetz anders als z.B. bei ÄrztInnenen und Hebammen keine Versicherungspflicht besteht, ist diese Versicherung zu Ihrem eigenen Schutz elementar. Versichert sind bedingungsgemäß alle Tätigkeiten und Behandlungen, die Sie als HeilpraktikerIn für Psychotherapie aufgrund Ihrer Aus- und Fortbildung vornehmen dürfen, sofern dem keine öffentlich-rechtlichen Vorschriften sowie behördlichen Auflagen oder Verbote entgegenstehen. Die Haftpflichtversicherung übernimmt im Schadenfall Leistungen wie die Prüfung der Frage, ob und in welcher Höhe eine Schadensersatzpflicht besteht, die Zahlung der Entschädigung bei berechtigten Schadenersatzansprüchen und die Abwehr von unberechtigten Ansprüchen – notfalls vor Gericht mit allen damit verbundenen Kosten.

Der Versicherungsschutz beinhaltet im Rahmen des vereinbarten Deckungsumfangs in den allermeisten Fällen neben der Risikoabsicherung für mögliche Beratungs- und Behandlungsfehler auch eine etwaige Seminar- und Dozententätigkeit, die Mitversicherung von Angestellten, privaten Haftpflichtschutz, passiven Strafrechtsschutz, die Versicherung von Zweitpraxen und ist oft erweiterbar um eine Praxisinhaltsversicherung. Und auch wenn Sie beruflich in mehreren Sparten tätig sind, deckt eine einzige berufliche Haftpflichtversicherung oft alle Tätigkeiten ab, z.B. wenn Sie zugleich als HeilpraktikerIn für Psychotherapie und in Ihrem gelernten Grundberuf als PhysiotherapeutIn tätig sind. Vergleichen Sie die Leistungen verschiedener Versicherer und suchen Sie sich am besten ein etabliertes Versicherungsunternehmen, dessen Versicherungspaket besonders auf die Gesundheits- und Heilberufe zugeschnitten ist, besser noch ganz konkret auf HeilpraktikerInnen für Psychotherapie als Zielgruppe ausgerichtet ist und deren spezifische Handlungsfelder eingeschlossen hat. Schließen Sie eine Berufshaftpflichtversicherung mit hoher Deckungssumme, mindestens mit drei Millionen Euro, besser noch mit fünf Millionen Euro, ab. Eine gute Haftpflichtversicherung schlägt jährlich mit einem Betrag von ca. 120 bis 160 Euro zu Buche. Tipp: Es gibt Versicherungsunternehmen, die sich auf die Berufsgruppe der HeilpraktikerInnen für Psychotherapie spezialisiert haben, wie z.B. die Continentale Versicherung. Die Berufsverbände kooperieren oftmals mit entsprechenden AnbieterInnen. Ein solch maßgeschneidertes Angebot ist in den meisten Fällen anderen Angeboten vorzuziehen.

DIE PRIVATHAFTPFLICHTVERSICHERUNG

Für Schäden, die man gegenüber anderen anrichtet, IST eine Privathaftpflichtversicherung sehr wichtig. Auch wenn das Wort »Pflicht« darin vorkommt, ist es keine gesetzlich vorgeschriebene Pflichtversicherung – aber dennoch sehr wichtig, denn man haftet für selbst verursachte Schäden in unbegrenzter Höhe und fast lebenslang. Seit einigen Jahren bieten verschiedene Anbieter einer Privathaftpflichtversicherung sogar Schutz für den umgekehrten Fall an: Dass jemand Sie schädigt, jedoch selbst nicht in der Lage ist, den Schaden zu ersetzen, die so genannte »Ausfalldeckung«. Manche Anbieter bieten sogar Versicherungsschutz für nebenberuflich tätige Selbständige im Rahmen der Privathaftpflichtversicherung. Für viele Bereiche reicht eine Privathaftpflichtversicherung allein jedoch nicht aus und ein Zusatzbaustein, oder ein separater Vertrag werden notwendig; das gilt beispielsweise für vermieteten Haus- und Grundbesitz, für Bauherren, für die Haltung von Hunden oder Pferden, die Tätigkeit als Lehrer, hauptberuflich Selbstständiger, Jäger, Halter eines Bootes, KFZ ...– die Liste ist lang. Wenn Sie eine Berufshaftpflichtversicherung abschließen, ist zumeist eine Privathaftpflichtversicherung sowieso schon inkludiert und muss nicht zusätzlich abgeschlossen werden.

GESETZLICHE UNFALLVERSICHERUNG

Wer sich gerade selbständig macht, möchte nicht an Eventualitäten wie einen Arbeitsunfall denken. Doch die Folgen von Arbeits- und Wegeunfällen sowie von Berufskrankheiten können bei freiberuflicher Tätigkeit im Ernstfall zu Verdienstausfällen, bei Erwerbsunfähigkeit sogar zur Aufgabe der Praxis führen und zur Existenzbedrohung werden. Die Krankenkasse zahlt in einem solchen Fall zwar die Heilkosten, aber keine Kosten, die durch eine mögliche Invalidität entstehen. Die Berufsgenossenschaft trägt im Versicherungsfall die Kosten für eine Vielzahl von Leistungen: optimale medizinische, berufliche und soziale Rehabilitation unter Ausschöpfung aller geeigneten Möglichkeiten, Verletztengeld während der medizinischen Rehabilitation, Versichertenrente im Fall einer Minderung der Erwerbsfähigkeit, Absicherung der Hinterbliebenen im Todesfall. Als HeilpraktikerIn für Psychotherapie gehören Sie zu den Personengruppen, die nach § 4 Abs. 3 SGB VII nicht pflichtversichert in der gesetzlichen Unfallversicherung sind. Allerdings haben Sie bei relativ geringen Beiträgen die Wahl, sich freiwillig zu versichern. Ein nicht uninteressantes Angebot, denn Sie erhalten weitreichenden Versicherungsumfang, in etwa so, wie ihn Pflichtversicherte haben. Der Schutz für private Unfälle ist allerdings nicht inbegriffen. Sie können für sich fiktiv bestimmen, für welche Einkommenshöhe Sie versichert sein möchten. Ob das Angebot letztlich für Sie wirklich in Frage kommt, sollten Sie gut abwägen, denn in der Liste der Berufskrankheiten gibt es z.B. keine berufsbedingten Erkrankungen, die auf Ihre Berufsgruppe zutreffen. Somit könnten eventuell Ihre Leistungen im Vergleich zum tatsächlichen Nutzen zu hoch sein. Darüber hinaus ist das Risiko, in Ihrer Praxis einen Unfall zu erleiden, im Gegensatz zu vielen anderen Berufen wohl eher als gering einzuschätzen. Übrigens: Auch wenn Sie in Ihrer Praxis keine Angestellten beschäftigen, so ist eine Anmeldung bei der Berufsgenossenschaft trotzdem vorgeschrieben, selbst wenn Sie durch Ihre Befreiung schließlich keine Beiträge leisten. Sollten Sie Personal haben, dazu gehören auch Reinigungskräfte und unentgeltliche MitarbeiterInnen wie AssistentInnen, so müssen Sie jährlich die Zahl der Beschäftigten an die zuständige Berufsgenossenschaft melden. Sie werden dann einen Beitrag bezahlen, der von der Risikoeinstufung des Heilberufes und den gezahlten Entgelten abhängig ist. Ob psychologische BeraterInnen und Coaches bei der Ausübung ihrer Tätigkeit in der gesetzlichen Unfallversicherung beitragsfrei oder pflichtversichert sind, wurde von Berufsgenossenschaften unterschiedlich beurteilt. Bitte erkundigen Sie sich daher bei der für Sie zuständigen Berufsgenossenschaft für Gesundheitsdienst und Wohlfahrtspflege www.bgw-online.de. Gehen Sie weiter auf »Formulare«, dort auf den Anmeldebogen unter »Anmeldung zur gesetzlichen Unfallversicherung verschiedene Berufsgruppen MuB044«, und auf »Freiwillige Versicherung –Merkblatt und Antrag MuB172«. Leider hat die Berufsgenossenschaft erst vor kurzem entschieden, die Berufsgruppe der Heilpraktikerinnen nicht aufzusplitten. Somit sind Sie als psychotherapeutische HeilpraktikerIn beitragsmäßig in der höheren Gefahrenklasse 3,75 der auch invasiv tätigen VollheilpraktikerInnen eingestuft, und nicht etwa in der niedrigeren Gefahrenklasse 2, die für PsychotherapeutInnen gelten.

DIE PRIVATE UNFALLVERSICHERUNG

Als Alternative oder Abrundung des Versicherungsschutzes sollten Sie eine private Unfallversicherung in Betracht ziehen, welche Sie gegen Unfälle versichert, die sich im Berufs- und Privatbereich, also z.B. im Zusammenhang mit Ihren Hobbies und in Ihrer Freizeit ereignen. Diese ist oft für kleines Geld und bei den günstigsten Versicherern um die 20 Euro zu haben. Damit genießen Sie Versicherungsschutz rund um die Uhr und auf der ganzen Welt. Das Leistungsspektrum einer privaten Unfallversicherung entspricht nicht dem der gesetzlichen Unfallversicherung. Jedoch lässt sich dieses mithilfe von Zusatzleistungen ausbauen, sodass ein leistungsstarker Invaliditätsschutz gewährleistet ist. Prinzipiell ist es wichtig, die Versicherungssumme so hoch zu bestimmen, dass ein langfristiger finanzieller Schutz gewährleistet ist. Durch die Vereinbarung einer Progression kann die Versicherungssumme, die im Versicherungsfall ausbezahlt wird, deutlich erhöht werden – dies ist abhängig vom vereinbarten Progressionstarif. Zudem besteht die Möglichkeit, die Zahlung einer monatlichen Unfallrente zu vereinbaren. Viele Anbieter bieten zudem verschiedenen Zusatzleistungen an, um den Versicherungsschutz zu optimieren und individualisieren. Die Versicherungsleistungen hängen stets vom Versicherungsanbieter ab, daher sollte man einen Vergleich der Unfallversicherung durchführen. Die private Unfallversicherung gehört zu den wichtigsten Versicherungen überhaupt. Allerdings greifen die meisten privaten Versicherungen später als die gesetzliche Unfallversicherung – also erst dann, wenn die KundIn bleibende gesundheitliche Schäden nach einem Unfall davonträgt. Dabei wird dann in Abhängigkeit vom Grad der Invalidität ein Teil der Versicherungssumme ausgezahlt. Ziel der gesetzlichen Unfallversicherung ist es hingegen, die Unfallopfer auf dem schnellsten Wege wieder zu rehabilitieren. Dabei ist es unerheblich, ob die Rehabilitation mit medizinischen, beruflichen oder sozialen Maßnahmen erreicht wird. Gehen wir auf Ihre Situation ein: Als HeilpraktikerIn für Psychotherapie ist das Risiko, in der Freizeit einen Unfall zu erleiden, erheblich größer als ein Arbeitsunfall in Ihrer Praxis. Mehr als dreiviertel der Unfälle ereignen sich in der Freizeit. Daher ist der Abschluss einer privaten Unfallversicherung unbedingt zu empfehlen. Diese ersetzt keineswegs eine Berufsunfähigkeitsversicherung. Beide Versicherungen zahlen zwar im Fall der Invalidität, die private Unfallversicherung leistet jedoch nur im Falle eines Unfalles. Andererseits bietet die private Unfallversicherung auch dann weitere Leistungen an und ist umgekehrt eine gute Ergänzung zur Berufsunfähigkeitsversicherung. Denn nicht jeder Unfall führt direkt zur Invalidität. In den meisten Fällen sind die Betroffenen bald wieder genesen. Für die finanzielle Überbrückung gewährt die Unfallversicherung Zusatzleistungen wie Krankenhaustage-, Genesungs- oder Schmerzensgeld. Auch der Todesfall ist versicherbar. Das Fazit: Die gesetzliche Unfallversicherung steckt den betrieblichen Rahmen ab, sodass sich der Verdienstausfall bei einem Arbeitsunfall in Grenzen hält. Die private Unfallversicherung schützt Sie als Selbständige und Ihre Angehörigen bei einem Unfall, der in der Freizeit passiert. Wenn Sie es sich leisten können und die Beiträge nicht allzu hoch sind, schließen Sie am besten sowohl eine gesetzliche als auch eine private Unfallversicherung ab. Als NeustarterIn und als heilkundlich Tätige mit einer nur geringen Gefahr, einer Berufskrankheit zu erliegen, ist Ihnen sicherlich zuerst der Abschluss einer privaten Unfallversicherung anzuraten.

DIE GESETZLICHE UND PRIVATE KRANKENVERSICHERUNG

An dieser Versicherung führt für Sie kein Weg vorbei, denn in Deutschland herrscht Krankenversicherungspflicht. Es gibt hierzulande kein freies Wahlrecht zwischen der gesetzlichen und privaten Krankenversicherung. Wählen können Sie nur dann, wenn Sie in die Selbständigkeit gehen oder Ihr Einkommen aus einer Anstellung eine bestimmte Höhe erreicht. Sollten Sie nicht in überwiegendem Maße angestellt beschäftigt und die Praxistätigkeit nur Nebenberuf sein, können Sie ab der Aufnahme Ihrer freiberuflichen Tätigkeit entscheiden, ob Sie sich in der gesetzlichen Krankenversicherung freiwillig versichern möchten oder in die private Krankenversicherung wechseln. Beide Systeme haben Vor- und Nachteile. Die private Krankenversicherung bietet in ihren vertraglich garantierten Versicherungsleistungen Leistungspakete, deren Umfang deutlich oberhalb der gesetzlichen Krankenkassen liegt. Und der Beitrag ist für Sie als freiwillig Versicherte bei der Gesetzlichen Krankenkasse oft hoch, da Sie ja quasi den Arbeitnehmer- und den Arbeitgeberanteil selbst zahlen müssen. Wenn Sie freiwillig Mitglied in der gesetzlichen Krankenversicherung bleiben möchten, müssen Sie diese Entscheidung innerhalb von drei Monaten nach

Beendigung eines Beschäftigungsverhältnisses Ihrer gesetzlichen Krankenkasse mitteilen, ansonsten erlischt der Anspruch auf Mitgliedschaft. Für Selbständige gelten bei der gesetzlichen Krankenversicherung einige Sonderregelungen. Anders als bei den Pflichtversicherten bildet bei freiwillig Versicherten, wie freiberuflich oder selbständig Tätige und andere Personen, die nicht sozialversicherungspflichtig angestellt sind, nicht nur das Bruttoarbeitsentgelt die Grundlage, sondern die gesamte wirtschaftliche Leistung. Das bedeutet, dass nicht nur die Einnahmen aus Ihrer selbständigen Tätigkeit, sondern noch andere Einkünfte zur Beitragsberechnung bis zur Beitragsbemessungsgrenze der gesetzlichen Krankenversicherung hinzugezogen werden, wie z.B. aus Unterhaltsleistungen von getrennt lebenden oder geschiedenen Partnern.

Diese Berufsgruppen können zwischen dem allgemeinen Beitragssatz und dem ermäßigten Beitragssatz wählen. Der allgemeine Beitragssatz beinhaltet die Zahlung von Krankengeld ab der siebten Krankheitswoche, der ermäßigte ist ohne Krankengeld. Für die Beitragsbemessung wird zudem ein Mindesteinkommen von 2.231,25 (2017) Euro angenommen, auch wenn das tatsächlich erzielte Einkommen unter dieser Grenze liegt. Dadurch kann der Versicherungsbeitrag grade am Anfang, zumal ja zugleich der ArbeitgeberInnenanteil mitgetragen werden muss, recht hoch sein. Wer mehr verdient als das fiktive Mindesteinkommen, muss wie bereits gesagt auf das gesamte Einkommen Krankenkassen-Beiträge zahlen. Schluss ist erst, wenn die Beitragsbemessungsgrenze erreicht ist. 2017 liegt der Wert bei 4.350,00 Euro. Hauptberuflich Selbstständige und FreiberuflerInnen zahlen den Höchstsatz von 656,85 Euro monatlich. Diese Angabe gilt für diejenigen, die ohne Anspruch auf Krankengeld versichert sind. Auf Antrag kann der Beitrag angepasst werden, wenn das tatsächliche Einkommen unter der Beitragsbemessungsrundlage liegt.

Wie verhält es sich nun, wenn Sie im Hauptberuf weiter angestellt bleiben und nur eine Teilselbständigkeit anstreben? Dann prüfen die Krankenkassen, ob es sich tatsächlich um eine Teilselbständigkeit handelt. In den »Grundsätzlichen Hinweisen zum Begriff der hauptberuflich selbständigen Erwerbstätigkeit« vom 23. Juli 2015 werden die Kriterien dargelegt, die die Krankenkassen bei Ihrer Einstufungsentscheidung zugrunde legen. Allerdings gilt in dieser Frage weiterhin: Alle genannten Kriterien sind gewichtige, aber nicht unverrückbar geltende Indizien. Entscheidend ist immer die Gesamtschau der Verhältnisse. Eine nebenberufliche Beschäftigung wird dann angenommen, wenn Sie vollzeitbeschäftigt sind oder mehr als 20 Stunden wöchentlich arbeiten und Ihr monatliches Arbeitsentgelt mehr als die Hälfte der monatlichen Bezugsgröße, das sind für 2017 1.487,50 Euro ausmacht. Wenn Sie weniger arbeiten oder Ihr Arbeitsentgelt weniger als die Hälfte der monatlichen Bezugsgröße ausmacht, wird von einer hauptberuflichen Selbständigkeit ausgegangen. Lassen sich diese Kriterien nicht eindeutig bestimmen, wird die Frage anhand der wirtschaftlichen Bedeutung und des zeitlichen Umfangs der jeweiligen Tätigkeit geklärt. Wenn Sie als nebenberuflich selbständig eingestuft werden, bleiben Sie über Ihre Haupttätigkeit weiter versichert und müssen für Ihre Nebentätigkeit keine weiteren Krankenversicherungsbeiträge zahlen.

Private Versicherer sind häufig günstiger als die gesetzliche Krankenkasse. Diese Tatsache lässt viele StarterInnen mit dem Abschluss einer privaten Krankenversicherung liebäugeln. Die Überlegung, ob der Abschluss einer solchen in Frage kommt, selbst bei im Vergleich zur gesetzlichen Versicherung geringerer Prämie, sollte auf jeden Fall wohl bedacht werden. Denn diese Entscheidung ist eine Lebensentscheidung. Grundsätzlich gilt: Einmal privat, immer privat. Die Rückkehrmöglichkeiten in die gesetzliche Krankenkasse hat der Gesetzgeber bewusst beschränkt. Damit soll verhindert werden, dass sich junge und gesunde Versicherte günstig in der privaten Krankenversicherung versichern und später in die gesetzliche Krankenversicherung zurückkehren, wenn der Beitrag für die private Krankenversicherung möglichweise zu hoch ist. Grundsätzlich gilt, dass Sie als FreiberuflerIn nicht in die gesetzliche Krankenkasse zurück dürfen. Das geht nur, wenn sich Ihr Versicherungsstatus ändert und Sie wieder vollzeitig angestellt tätig werden. Bei Personen über 55 Jahren ist auch diese Möglichkeit ausgeschlossen. Der Beitrag zur privaten Krankenversicherung richtet sich nach Alter und Vorerkrankungen sowie dem Tarif und der gewünschten Selbstbeteiligung. Private Krankenversicherer stellen Gesundheitsfragen, die Sie wahrheitsgemäß beantworten müssen. Dabei variiert der Zeitraum, über den Sie Angaben machen müssen, stark, und zwar von drei bis zehn Jahren. Erfragt werden ambulante, stationäre und zahnärztliche Behandlungen, Psychotherapien, Arbeitsunfähigkeit, Behinderungen, Erwerbsminderungen, chronische Leiden, Suchterkrankungen, HIV, Kinderwunschbehandlungen und Zeiten der Vorversicherungen bzw. abgelehnte Anträge. Bei Vorerkrankungen kann es zu Risikozuschlägen kommen oder der Antrag auf Versicherung wird ganz abgelehnt. Mag eine private Krankenversicherung in jungen Jahren aufgrund besserer Leistungen und niedrigerer Beiträge eine interessante Alternative sein, wird diese Entscheidung in Zeiten mit wenigen Einnahmen, bei Krankheit oder im Alter nicht selten zur Belastung. Denn die Beiträge müssen auch dann in gleicher Höhe bezahlt werden. Darüber hinaus steigen diese mit höherem Lebensalter an. Allerdings gibt es verschiedene Möglichkeiten, Ihren Tarif zu senken, z.B. durch höhere Selbstbeteiligung, Wechsel in einen anderen Tarif, Umstellung auf den Basistarif oder einen Anbieterwechsel. Zudem müssen die Privatversicherer Rückstellungen anlegen, um Beitragserhöhungen im Alter zumindest etwas abfedern zu können. Familien fahren in der Regel durch die Mitversicherung der Familienangehörigen in der gesetzlichen Krankenkasse wesentlich günstiger. Für viele GründerInnen scheint es daher Sinn zu machen, erst einmal in der gesetzlichen Krankenversicherung zu bleiben, vor allem dann, wenn das Einkommen eher noch gering ist. Die Entscheidung, ob Sie in eine private Kasse wechseln, können Sie später immer noch treffen.

Grundsätzlich gilt: Das Sozialversicherungsrecht ist äußerst komplex und vielgestaltig. Für die einzelnen Zweige gelten unterschiedliche Kriterien. Rentenversicherungsfreiheit bedeutet nicht automatisch Befreiung von der Versicherungspflicht in der Krankenversicherung und umgekehrt. Eine besonders interessante Webseite zum Thema Krankenkassen ist: www.krankenkassen.de. Informativ ist die kostenlose Broschüre »Ratgeber zur Gesetzlichen Krankenversicherung« des Bundesgesundheitsministeriums zum Download auf www.bundesgesundheitsministerium.de.

DIE KRANKENTAGEGELDVERSICHERUNG

Für Vollzeitselbstständige bedeutet eine Krankheit Verdienstausfall vom ersten Tag an. Wenn Sie gesetzlich krankenversichert sind, können Sie sich gegen dieses Risiko mit der Wahl des gesetzlichen Krankengeldes für relativ wenig Geld absichern. Das Krankengeld beträgt 70 Prozent des Einkommens, das der Berechnung Ihrer Krankenversicherungsbeiträge zugrunde liegt. Freiwillig gesetzlich versicherte Selbstständige haben im Normalfall keinen Anspruch auf Krankengeld. Für sie gilt deshalb der ermäßigte Beitragssatz von 14,0 Prozent plus Zusatzbeitrag. Allerdings besteht die Möglichkeit, sich mit der Option auf Krankengeldanspruch zu versichern, um im Falle einer längeren Arbeitsunfähigkeit ab dem 43. Tag der Krankschreibung abgesichert zu sein. In diesem Fall gilt der allgemeine Beitragssatz von 14,6 Prozent plus Zusatzbeitrag. Um ein früheres oder ein höheres Krankentagegeld zu erhalten, gibt es bei Ihrer Krankenkasse Wahltarife. Das Krankentagegeld stellt für Sie eine der wichtigsten Absicherungen der hauptberuflichen Selbständigkeit dar. Das Krankentagegeld sollte den finanziellen Lebensbedarf im Krankheitsfall decken, sofern Sie diese Lücke nicht durch Rücklagen einfach bewältigen können. Sie sollten deshalb, wenn Sie privat versichert sind, bei der Berechnung Ihres Krankentagegelds eher großzügig sein. Überprüfen Sie, ob Sie wirklich alle wichtigen Posten Ihrer Haushaltsaufstellung einbezogen haben, und ob Sie ausreichende Rücklagen für die Krankheitswochen gebildet haben, in denen das Tagegeld noch nicht gezahlt wird. Die Berechnung der nötigen Ausgleichssumme ist einfach: Teilen Sie das Ergebnis Ihres monatlichen Lebensbedarfes durch 30 Tage und überprüfen Sie, ob Ihr privater Krankenkassenvertrag ein ausreichendes Krankentagegeld vorsieht. Wenn nicht, beantragen Sie eine Anpassung bei Ihrem Krankenversicherer. Ein Tarifvergleich und auch der Wechsel in eine private Krankentagegeldversicherung lohnen sich möglicherweise.

DIE PFLEGEPFLICHTVERSICHERUNG

Die Pflegepflichtversicherung ist eine Grundversicherung, die einen Teil der Pflegekosten abdeckt. In Deutschland sind alle Personen pflegepflichtversichert, ganz egal, ob sie gesetzlich oder privat versichert sind. Wer in einer privaten Krankenversicherung versichert ist, muss eine private Pflegepflichtversicherung abschließen. Damit Sie als Versicherte die Leistungen bei Krankheit und Pflege möglichst aus einer Hand erhalten, müssen Sie Ihre Pflegepflichtversicherung grundsätzlich bei der Versicherungsgesellschaft abschließen, bei der Sie krankenversichert sind. Nur wenn Sie freiwillig in die gesetzliche Krankenkasse einzahlen, können Sie sich von der Versicherungspflicht in der sozialen Pflegepflichtversicherung unter der Voraussetzung befreien lassen, dass Sie der privaten Pflegepflichtversicherung beitreten. Der Krankenversicherungsschutz in der gesetzlichen Krankenkasse bleibt weiter bestehen. Die Beiträge zur privaten Pflegepflichtversicherung orientieren sich nicht am Einkommen. Gemäß den gesetzlichen Vorgaben werden sie in Abhängigkeit vom Lebensalter bei Versicherungsbeginn und Gesundheitszustand bei Vertragsabschluss berechnet. Je höher das Eintrittsalter in die Versicherung ist, desto höher ist infolgedessen der Beitrag.

DIE PRIVATE PFLEGEVERSICHERUNG

Die private Pflegeversicherung steht bei vielen Privatleuten, egal ob alt oder jung, hoch im Kurs, weil die Sorge umgeht, eines Tages zum Pflegefall zu werden. Doch das Pflegerisiko hält sich in Grenzen, wohingegen die Kosten für eine solche Versicherung hoch sind. Seit vielen Jahren ziehen Heerscharen von Vertretern durch die Lande und verbreiten Angst und Schrecken darüber, wie schlimm es im Alter werden kann. Der Statistik sei Dank liegen realistische Zahlen bezüglich des durchschnittlichen Pflegebedarfs auf dem Tisch. Es gab im Jahr 2011 in Deutschland etwa 1.965.000 Personen, die älter als 70 Jahre waren und Pflege benötigten. Das sind 15 Prozent dieser Altersgruppe. Die meisten SeniorInnen werden erst nach ihrem 80. Geburtstag zum Pflegefall. Sie werden zu 70 Prozent zu Hause und zu 30 Prozent in Heimen versorgt. Diese wenigen Zahlen zeigen, dass die Pflege im Alter ein Problem ist, doch nicht das Drama, wie es in der Öffentlichkeit wahrgenommen wird. Anhand der konkreten Kosten eines Pflegeplatzes, der von Bundesland zu Bundesland stark differiert, kann dann errechnet werden, wieviel man selbst tragen muss und welchen Anteil die Pflegepflichtversicherung übernehmen würde. So erfährt man den Betrag, der im Fall der Fälle selbst zu tragen ist. Unabhängige Studien haben festgestellt, dass die beste Versicherung rund 615 Euro pro Monat bezahlt, wenn eine 55 Jahre alte KundIn vor der Pflege monatlich 85 Euro auf den Tisch gelegt hat. Die private Pflegeversicherung ist daher, um es auf den Punkt zu bringen, fragwürdig, weil die Menschen, die bereit sind, ihr Leben selbst in die Hand zu nehmen, auf die private Pflegeversicherung wahrscheinlich nicht angewiesen sein werden. Wesentlich sinnvoller können laut unabhängiger Fachleute Fondssparverträge mit möglichst hoher Rendite sein. Bei eventuell eintretender Pflegenotwendigkeit im Alter können die so angesparten Beträge und Vermögenswerte dann genutzt werden, um den die Leistungen der gesetzliche Pflegeversicherung übersteigenden Anteil an den Pflegekosten tragen zu können.

DIE PRIVATE KRANKENZUSATZVERSICHERUNG

Die Behandlung durch HeilpraktikerInnen, aufwendige Zahnbehandlungen, Ein- oder Zweibettzimmer im Krankenhaus und Chefarztbehandlung – diese Leistungen müssen Sie als Versicherte der gesetzlichen Krankenkassen selbst bezahlen. Private Krankenversicherungen sind oftmals eine gute Option, wenn man in der gesetzlichen Krankenkasse bleiben und doch nicht auf verschiedene Leistungen verzichten möchte. Um in bestimmten Situationen den Status von PrivatpatientInnen zu erlangen, können Sie eine private Zusatzversicherung abschließen. Die Auswahl ist groß: Krankenhauszusatz- und Zahnzusatzversicherungen oder Pakete, die mehrere private oder alternative Gesundheitsleistungen abdecken, darunter Behandlungen bei HeilpraktikerInnen und Kosten für Brillen. Wählen Sie Ihre zusätzlichen Wunschleistungen bewusst aus und vergleichen Sie die unterschiedlichen Leistungen gründlich, da es starke Abweichungen gibt.

Je früher Sie eine solche Versicherung abschließen, umso günstiger ist sie. Für Kinder kostet eine private Krankenzusatzversicherung beispielsweise gerade mal ein paar Euro. Einige dieser Versicherungen decken auch Leistungen von HeilpraktikerInnen für Psychotherapie ab.

DIE BERUFSUNFÄHIGKEITSVERSICHERUNG

Ob eine Berufsunfähigkeitsversicherung Sinn macht oder nicht, hängt in erster Linie davon ab, ob Sie finanziell auf ein Ersatzeinkommen angewiesen sind, falls Ihre Arbeitskraft einmal ausfallen sollte. Wenn ja, ist diese Versicherung für Sie als ExistenzgründerIn äußerst empfehlenswert, da hier die Arbeitskraft, mit der Ihre Unternehmung steht und fällt, abgesichert wird. Selbst wenn Sie den Mindestbeitrag in die gesetzliche Rentenversicherung einbezahlen, bestehen bei einer Berufsunfähigkeit keine Ansprüche. Lediglich bei einer Erwerbsunfähigkeit können Sie mit einer Rentenzahlung rechnen. Eine Berufsunfähigkeitsversicherung zahlt Ihnen eine monatliche Rente, wenn Sie wegen Krankheit oder Unfall nicht mehr arbeiten können. Auch die Beiträge werden dann übernommen. Als Faustformel gilt, sollten Sie keine Ansprüche aus der gesetzlichen Rentenversicherung haben, mindestens eine monatliche Rente von 1.200 Euro zu vereinbaren. Die Anbieter von Berufsunfähigkeitsversicherungen wollen mit der vorvertraglichen Prüfung Informationen über das zu versichernde Risiko erlangen. Deshalb wird Ihnen ein Versicherungsunternehmen Gesundheitsfragen stellen. Im Einzelfall schließt die Berufsunfähigkeitsversicherung bestimmte Erkrankungen vom Schutz der Berufsunfähigkeitsversicherung aus. Für die Höhe der Beiträge zur Berufsunfähigkeitsversicherung sind das Eintrittsalter und die Risikoklasse entscheidend. Als HeilpraktikerIn für Psychotherapie ist allerdings die Risikoklasse eher niedriger, da Sie statistisch gesehen weniger häufig berufsunfähig werden als Angehörige einige andere Berufe. Bietet diese Versicherung in diesem Beruf nun wirklich Sicherheit? Teils, teils. Das Gute ist: Sie springt auch dann ein, wenn Sie nur wenige Stunden wieder arbeiten können. Allerdings ist eine Berufsunfähigkeit bei wissens- und sprachorientiertem Arbeiten wie einer psychotherapeutischen Tätigkeit wiederum schwierig nachzuweisen.

Sie könnten z.B. Ihre Tätigkeit auch mit einem gebrochenen Arm, eingeschränkter Mobilität oder Sehfähigkeit ausführen. Schauen Sie übrigens besonders genau hin, wenn Sie ein Angebot erhalten, das eine Rentenversicherung inkludiert. Diese Kombination kostet im Vergleich oft mehr als zwei einzeln abgeschlossene Versicherungen. Wenn Sie eine Krankentagegeldversicherung haben, benötigen Sie eine Absicherung durch eine Berufsunfähigkeitsversicherung erst dann, wenn das Krankentagegeld ausläuft oder Invalidität festgestellt wird. Erfragen Sie in diesem Fall, wie lange Sie in Ihrem Tarif Zahlungen erhalten, denn hier gibt es starke Variationen. Überlegen Sie, ob es sich nicht eher lohnt, eine größere Summe anzusparen und möglichst gut anzulegen, um für Phasen der Berufsunfähigkeit selbst vorsorgen zu können. Und mit einem wichtigen Bestandteil der Berufsunfähigkeitsversicherung für UnternehmerInnen sollten Sie sich auf jeden Fall beschäftigen: die Umorganisationspflicht der UnternehmerIn bei Berufsunfähigkeit. Sehen die Bedingungen eine Umgestaltung des Arbeitsplatzes vor, prüft der Versicherer im Berufsunfähigkeits-Fall, ob die bisherige Tätigkeit durch eine neue Strukturierung weiter ausgeübt werden kann.

IHRE ALTERSVORSORGE SINNVOLL PLANEN UND AUFBAUEN

Als FreiberuflerIn müssen Sie sich selbst um eine ausreichende Altersvorsorge kümmern. Nicht einfach in diesen Zeiten, deren Inflationsrate nicht aufgefangen wird von einer angemessenen Zinssituation. Doch damit stehen Sie nicht allein. Die Frage einer angemessenen Altersvorsorge hatten Sie sicher schon als Angestellte zu klären, da die Absicherung durch die gesetzliche Rentenversicherung bei Weitem nicht ausreichend ist. Die private Altersvorsorge ist im Grunde nichts anderes als eine langfristige Vermögensbildung. Eine gute Vorsorge besteht aus mehreren Komponenten und ist abhängig von Ihren gesamten Lebensumständen, wie z.B. Ihre Vermögensverhältnisse, Immobilienbesitz, bisherige Altersvorsorge, familiären Verhältnissen und Zukunftsplänen. Eine obligatorische Mitgliedschaft in einer berufsständischen Altersversorgung wie bei ÄrztInnen und Rechtsanwältlnnen mit ansprechenden Konditionen gibt es für Ihre Berufsgruppe nicht. Sie sind nicht pflichtversichert in der gesetzlichen Rentenversicherung, können sich jedoch freiwillig dort versichern. Nachdem allerdings auch der Staat die Bedeutung und Notwendigkeit der privaten Altersvorsorge erkannt hat, vor allem für Selbständige, hat er sich zum Ziel gemacht, diese steuerlich mit der freiwilligen Rürup-Rente zu fördern.

Die verschiedenen Möglichkeiten der Altersvorsorge sollen hier kurz aufgezeigt werden. Wichtig ist es, sich gut beraten zu lassen und die Angebote zu vergleichen. Die Continentale Versicherung als Partner des Versorgungswerkes des VFP bietet Altersvorsorgemodelle mit entsprechenden günstigeren Gruppentarifen für HeilpraktikerInnen für Psychotherapie an. Es lohnt sich jedoch auf jeden Fall, bei anderen Versicherern Tarife in Augenschein zu nehmen und einen Tarifvergleich anzustellen. Interessant könnte für Sie zudem sein, sich bei der Trainerversorgung e.V., www.trainerversorgung.de, zu informieren. Orientieren Sie sich bei der Frage der richtigen Altersvorsorge auch an Testungen, die jährlich von verschiedenen Institutionen vorgenommen werden.

FREIWILLIGE VERSICHERUNG IN DER GESETZLICHEN RENTENVERSICHERUNG FÜR SELBSTÄNDIGE

Als Heilpraktikerin für Psychotherapie haben Sie die Möglichkeit, sich freiwillig in der gesetzlichen Rentenversicherung zu versichern. Damit können Sie Leistungsansprüche aufrechterhalten oder erwerben. Neben der Absicherung im Alter können Sie Anspruch auf Rehabilitationsmaßnahmen oder eine Rente wegen verminderter Erwerbsfähigkeit haben, wenn Sie die weiteren Voraussetzungen dafür erfüllen. Ob das so ist, können Sie von der Rentenversicherung prüfen lassen. Wie viel Sie einzahlen, liegt in Ihrem Ermessen. Nur den monatlichen Mindestbeitrag von aktuell 85,05 Euro müssen Sie beachten. Experten empfehlen jedoch, deutlich mehr einzuzahlen. Unter 300 Euro im Monat sollten es nicht sein, wenn Sie tatsächlich auf die gesetzliche Rentenversicherung setzen möchten. Vor ein paar Jahren galt es noch als völlig absurd, freiwillig Geld in die gesetzliche Rentenversicherung zu stecken. Heute ist das anders. In Zeiten von Minizinsen und mageren Renditen, in denen keiner mehr weiß, wohin mit dem Ersparten, scheinen viele Bürger ihr Zutrauen in die Rentenkasse wiederentdeckt zu haben. Die »Rendite« der gesetzlichen Rentenversicherung kann sich laut Finanztest 2014 sehen lassen: Die gesetzliche Rente sei konkurrenzfähig und auf jeden Fall besser als normale private Renten. Nur die über Steuervorteile stark geförderte Basis- oder Rürup-Rente könne mit der gesetzlichen Rentenversicherung mithalten. 100 Euro Einzahlungen in die gesetzliche Rentenkasse bringen derzeit eine Jahresrente von etwa 5,20 Euro. Wichtig ist zudem: Wer 100 Euro einzahlt, kann 2017 davon schon 84 Euro von der Steuer absetzen. Dieser Anteil steigt künftig bis auf 100 Prozent. Die freiwilligen Beiträge können jederzeit erhöht, gesenkt oder gestoppt werden. Und die gesetzliche Rente hat noch eine Reihe weiterer Vorteile: Anders als bei privaten Renten gibt es auch für Zeiten der Kindererziehung oder Angehörigenpflege ein Rentenplus. Zudem ist hier die Hinterbliebenenrente ohne Leistungskürzung mitversichert.

Die gesetzliche Rentenversicherung ist relativ robust durch die Finanzkrise gekommen, denn der Kapitalmarkt spielt für sie keine Rolle. Anders als viele private Versicherungen. Gerade in 2014 wurde das deutlich, wo ganz schnell klar wurde, dass auch große private Versicherer pleitegehen können. Die freiwillige Rentenversicherung kann mit dem Formular »V60« beantragt werden. Nähere Informationen finden Sie unter www.deutsche-rentenversicherung.de.

Die gesetzliche Rentenversicherung bietet langfristig allerdings auf keinen Fall genügend Leistungen, um allen Beitragszahlern eine ausreichende finanzielle Versorgung im Alter zu gewährleisten. Und in der Zukunft der gesetzlichen Rentenversicherung wird sich sicherlich ganz deutlich die Frage stellen, ob bei einer immer älter werdenden Gesellschaft Renten in heutiger Höhe finanziert werden können. Die aktuellen Zahlen: 2013 waren 61 Prozent der Bevölkerung im erwerbsfähigen Alter zwischen 20 und 64 Jahren – das Statistische Bundesamt schätzt, dass es 2060 nur noch etwa 51 Prozent sein werden. Demnächst gehen die Babyboomer in Rente und pro Jahr werden nur etwa halb so viele Kinder geboren wie im Rekordjahr 1964. Immer weniger Junge müssen also die Renten für immer mehr Alte erwirtschaften. Dieser demographische Wandel belastet die gesetzliche Rentenversicherung schon seit vielen Jahren. Die Folge ist, dass RentnerInnen aus der gesetzlichen Rentenversicherung in Zukunft immer geringere Beträge erwarten können, bzw., dass das Rentenalter mit hoher Wahrscheinlichkeit nach hinten verschoben werden wird.

DIE PRIVATE RENTENVERSICHERUNG

Eine weitere mögliche Variante der Altersvorsorge ist die klassische private Rentenversicherung. Die konventionelle Privatrente genießt in der Ansparphase keine steuerliche Förderung wie die Rürup-Rente, dafür werden die späteren Rentenzahlungen nur mit dem Ertragswert besteuert. Außerdem sind die Voraussetzungen und Bestimmungen bei der Privatrente offener als in der Rürup-Rente, so dass eine Privatrente im Vergleich deutlich flexibler gestaltet werden kann. Das Problem ist allerdings: Sehr gute Tarife gibt es selten und die Unterschiede zwischen den Verträgen sind groß. In der Ansparphase zieht der Versicherer seine von ihm berechneten Kosten von den Beiträgen ab und zahlt auf das Restguthaben einen festen Mindestzins. Die KundIn erfährt vor Vertragsschluss, wie hoch die garantierte Rente ausfällt, die er mindestens erhält. Hinzu kommen noch Überschussbeteiligungen. Sie sind nicht garantiert, sollen aber die monatliche Rente später deutlich erhöhen. Allerdings erwirtschaften die Unternehmen den Großteil ihrer Überschüsse auf dem Kapitalmarkt. Durch niedrige Zinserträge fallen diese dadurch sehr gering aus. Der Anlageerfolg in der Vergangenheit, sofern er den KundInnen zugutekam, ist ein wichtiger Indikator für die Höhe der künftigen Rente. Vorteile der privaten Rentenversicherung: Bei Rentenbeginn mit 67 Jahren sind nur 17 Prozent der monatlichen Rente aus dieser Versicherung steuerpflichtig. Zudem können sich die Versicherten das gesamte angesparte Vermögen auf einen Schlag auszahlen lassen. Bei Riester- oder Rürup-Renten ist das nicht möglich. Und: Die KundIn erhält die Zusatzrente bis an ihr Lebensende, egal wie alt sie wird. Das bietet Sicherheit, ist aber darum teuer. Summa summarum rechnet sich die Police in den meisten Fällen erst, wenn Versicherte ein sehr hohes Alter erreichen. Deshalb gilt es auch hier wieder, sich gut beraten zu lassen.

DIE RÜRUP-RENTE

Die Basis-Rente, Rürup-Rente genannt, wurde 2005 eingeführt, um insbesondere Selbständigen beim Aufbau einer ausreichenden Vorsorge fürs Alter zu helfen. Im Prinzip soll die Rürup-Rente von ihrer Konstruktion her so etwas wie eine gesetzliche Altersrente für diejenigen Selbständigen sein, die weder in der gesetzlichen Rentenversicherung versichert noch Mitglied in einem berufsständischen Versorgungswerk sind. Bei der Rürup-Rente handelt es sich um eine kapitalgedeckte private Rente. Es gelten strenge gesetzliche Vorgaben. Nur Tarife, die sie erfüllen, bekommen vom Bundeszentralamt für Steuern ein Zertifikat. Dieses ist die Voraussetzung für die steuerliche Förderung. Der große Vorteil einer Rürup-Rente gegenüber einer Rente aus einer normalen privaten Rentenversicherung liegt in den hohen Steuerersparnissen durch den Sonderausgabenabzug, die in der Ansparzeit erzielt werden können. Dafür wird die Rente selbst später höher besteuert als die herkömmliche Privatrente. Somit kommt es zu einem Steuerstundungseffekt, der sich lohnen kann, da der persönliche Steuersatz während der Ansparzeit meist höher ist als bei Rentenbeginn. Um sich die staatliche Förderung zu sichern, gilt es hierbei einige Besonderheiten zu beachten: Die Leistungen werden später ausschließlich als Rente, also in monatlichen Raten gezahlt. Eine einmalige Auszahlung oder Teilentnahmen sind nicht möglich. Der Beginn einer Rentenleistung ist frühestens ab Vollendung des 62. Lebensjahres möglich. Die Versicherung kann weder vererbt, übertragen, beliehen oder veräußert werden. Ein großer Vorteil ist allerdings, dass die Rürup-Rente im Gegensatz zu anderen privaten Vorsorgeprodukten von Selbstständigen während der Ansparphase nicht pfändbar und damit »Hartz-IV-fest« ist. Alle Altersvorsorgeaufwendungen zusammengerechnet werden pro Jahr bei Alleinstehenden im Grundtarif mit 20.000 Euro und bei Verheirateten im Splittingtarif mit 40.000 Euro Höchstbeiträgen steuerlich berücksichtigt. Das heißt praktisch: Wenn Sie z.B. bereits Beiträge in eine private Rentenversicherung oder freiwillig in die gesetzliche Rentenversicherung einzahlen, bleibt für steuerlich absetzbare Rürup-Renten-Beiträge maximal noch die Differenz zum betreffenden Höchstbeitrag übrig. Wenn Sie zudem noch pflichtversichert sind, verringert sich der verfügbare Höchstbetrag auch noch um den Gesamtbeitrag zur gesetzlichen Rentenversicherung.

Beispiel: Sie zahlen bereits monatlich 500 Euro in die gesetzliche Rentenversicherung ein. Dann stehen pro Jahr immerhin noch 14.000 Euro für Rürup-Beiträge zur Verfügung (20.000 Euro ./. 12 x 500 Euro). Daran sieht man, dass der Gesetzgeber die Rürup-Rente steuerlich großzügig fördern will. Das heißt aber nicht, dass Sie Ihre gezahlten Rürup-Renten-Beiträge bis zu diesem Höchstbeitrag sofort in voller Höhe absetzen dürfen. Denn Rürup-Renten-Beiträge werden – wie alle anderen Altersvorsorgeaufwendungen – in einer Übergangsphase bis 2024 nur zu einem Teil anerkannt, der jährlich um 2 Prozent-Punkte ansteigt. Der Vollabzug mit 100 Prozent ist erst ab 2025 möglich. Bei Erhalt der Rente im Alter werden die Rentenbezüge nachgelagert voll besteuert. Gehen Sie bei der Auswahl des Anbieters sorgfältig vor und achten Sie auf die Gebühren. Neben den vom Anbieter ausgewiesenen Gebühren sind auch die internen Nebenkosten wichtig. Vergleichen Sie daher die garantierte Rentenzahlung. Weil Ihr Einkommen jedes Jahr unterschiedlich ausfällt, sollten Sie Anbieter bevorzugen, die Ihnen bei der Höhe der einzelnen Beiträge möglichst viel Freiraum bieten. Sie können die monatliche Beitragszahlung sehr niedrig wählen, und dann am Jahresende einen gewünschten Betrag als Sonderzahlung in den Versicherungsvertrag einlegen. Achten Sie auf die Gebühren für die Übertragung des Guthabens zu einem anderen Anbieter, falls längerfristig Ihre Renditeerwartungen enttäuscht werden. Eine Alternative kann in diesem Fall die Beitragsfreistellung sein, dann ruht der Vertrag bis zum Rentenbeginn. Der Vertrag sollte außer einer möglichen garantieren Weiterzahlung der Rente an hinterbliebene Ehepartner wenig Sonderleistungen enthalten. Sichern Sie Ihre Familie während der aktiven Berufszeit lieber mit einer Berufsunfähigkeits- und Risikolebensversicherung ab. Die Rürup-Rente gibt es in drei Varianten: als fondsgebundene Versicherung (Fondspolice), als Fondssparplan und als klassische Rentenversicherung. Klassisch heißt:

die Versicherer investieren die Beiträge der KundInnen sicherheitsorientiert. Frauen erhalten aufgrund ihrer höheren Lebenserwartung weniger garantierte Rentenleistungen als Männer.

Weil die Garantiezinsen Probleme machen, drängen Berater die KundInnen immer häufiger in fondsgebundene Rentenversicherungen. Sie sind eine Kombination aus einer Rentenversicherung und einem Fondssparplan. Es gibt keinen Garantiezins, sondern nur die Beitragsgarantie, dafür sind die Renditechancen theoretisch höher – wenn die Wertpapiermärkte sich gut entwickeln. Der Beitragsanteil, der tatsächlich in Fonds fließt, ist mitunter allerdings verschwindend gering, selbst gute Fonds könnten dadurch keinen großen Renditeschub geben. Bei fondsgebundenen Versicherungen sind die Kosten oft hoch, die Strategien undurchsichtig und die Anbieterinformationen dürftig.

Die Attraktivität aller Produkte ist leider durch die ab 2015 gültige Garantiezinssenkung auf 1,25 Prozent, was oft nicht mal die Inflationsrate ausgleicht, gesunken. Altverträge trifft die Senkung nicht. Neue Versicherungsverträge werden dadurch jedoch teurer und in vielen Fällen unrentabel. Zudem berechnen die Versicherer die Beiträge aufgrund hoher zu erwartender Lebensalter von ca. 90 Jahren, bei Frauen häufig noch höher.

ALTERSVORSORGE MIT FONDS UND AKTIEN

Wenn Sie in Sachen Altersvorsorge etwas mehr Risikobereitschaft in Kauf nehmen, sind gute fondsgebundene Produkte eine der renditeträchtigsten Sparformen. Häufig werden SparerInnen durch herkömmliche Altersvorsorgeprodukte Sicherheiten vorgegaukelt, die so bei genauerem Hinschauen nicht haltbar sind, sodass sich auch hier die vermeintlich benötigte Risikobereitschaft wieder relativiert. Neben der Rentenversicherung fördert der Staat auch Bank- und Fondssparpläne. Bei ersteren handelt es sich um sehr sichere, verzinste Sparverträge, bei letzteren fließt das eingezahlte Geld in Aktien- und Rentenfonds. Fondsanbieter haben nicht so strikte

Anlagevorschriften wie Versicherer und dadurch die Chance, höhere Renditen zu erzielen. Sie können bis zu 100 Prozent an die Börse schicken, traditionelle Rentenversicherungen dürften maximal einen Aktienanteil von 35 Prozent haben, schöpfen den mit im Schnitt rund fünf Prozent aber längst nicht aus. Das Börsenabenteuer der Fondsanbieter ist durch die Beitragsgarantie trotzdem komfortabel abgesichert.

Sparen mit Fonds funktioniert am besten scheibchenweise. Bei einem Fondssparplan gelangen Sie in vielen kleinen Schritten zum Vermögen. Beim Blick in die Vergangenheit zeigt sich, dass Sparer mit breit gestreuten Aktienfonds über einen Zeitraum von 10 bis 15 Jahren, also bei langfristiger Kapitalanlage, immer gut gefahren sind und oftmals mit einer überdurchschnittlichen Verzinsung rechnen konnten. Bei keinem anderen Altersvorsorgemodell haben Sie so viel Flexibilität bei im Bedarfsfall ständig verfügbaren Mitteln.

Mit einem maßgeschneiderten Fondsauszahlungsplan lassen sich Rentenlücken selbst im fortgeschrittenen Alter noch schließen. Sie können bei diesem Modell sowohl den Entnahmerhythmus aus auch die Entnahmehöhe jederzeit ohne große Umstände und Kosten ändern und den Vertrag jederzeit kündigen. Entnahmepausen und nachträgliche Eizahlungen sind möglich. Darüber hinaus können Sie das angelegte Kapital, wann immer gewünscht, auf andere Fonds umschichten. Im Schnitt 130 Prozent gewannen Aktienfonds in Deutschland auf Zehnjahressicht bei Einmalanlage an Wert. Allerdings jubeln nicht alle Anleger. Betrachtet man den Zeitraum der letzten Jahre, ändert sich das Bild: Deutschlandfonds stehen zwar auch hier gut im Plus, Schwellenländerfonds verloren. AnlegerInnen, die in diesem Zeitraum ihre Fondsanteile verkaufen mussten, machten Minus. Ein falscher Einstiegs- bzw. Ausstiegszeitpunkt hat demnach erheblichen Einfluss auf das Sparergebnis. Der Fondssparplan sollte aber mit Rabatt betrieben werden, denn sonst leidet der Ertrag. Das Timingproblem lässt sich mit einem Fondssparplan unkompliziert lösen. Wer regelmäßig einen festen Betrag in einen Fond investiert, handelt antizyklisch. Unterm Strich entsteht ein günstiger Durchschnittspreis, das Risiko der Einmalanlage entfällt. Neben günstigen Einstiegskursen spielen die Kaufgebühren eine wichtige Rolle. Ein Fondssparplan mit Rabatt bis 100 Prozent auf den

Ausgabeaufschlag verbessert die Rendite. Viele Banken gewähren heute Preisnachlässe und verzichten bei Fondssparplänen auf Depotgebühren. Bei allen Vorzügen ist zu bedenken, dass gerade in Niedrig- bzw. Null- und Minuszinszeiten häufig für scheinbar lukrative Zinsgewinne ein wesentlich höheres Risiko eingegangen wird. Es gilt auch hier wieder: Lassen Sie sich gut beraten.

DIE KAPITALLEBENSVERSICHERUNG

Die Kapitel-Lebensversicherung, der Deutschen liebstes Kind, ist zum Auslaufmodell avanciert. Eine Kapitallebensversicherung soll der finanziellen Absicherung von Hinterbliebenen im Todesfall und gleichzeitig der Altersvorsorge dienen. Es gibt eine Anspar- und eine Auszahlungsphase. Wird die Auszahlungsphase erreicht, schüttet das Versicherungsunternehmen die vorher von KundInnen regelmäßig eingezahlten Beiträge plus Zinsen aus. Für die meisten Kapitallebensversicherungen werden nach Ende der Ansparphase eine bestimmte Summe oder optional bestimmte regelmäßige Zahlungen garantiert. Viele VerbraucherInnen entschieden sich traditionell auch deshalb für Kapitallebensversicherungen, weil die anbietenden Gesellschaften für das eingezahlte Kapital praktisch eine Art von Mindestverzinsung garantierten: den sogenannten Höchstrechnungszins, umgangssprachlich Garantiezins genannt. Dieser wird vom Bundesfinanzministerium festgelegt. Noch bis in den 90er Jahren wurden bis zu 4 Prozent gewährt. Seit dem Jahr 2000 geht es allerdings mit dem Zinssatz bergab. Der Grund: Versicherer müssen Teile der KundInnengelder in krisensicheren Anlageformen, etwa Anleihen von Staaten mit sehr hoher Bonität, anlegen und Niedrig- bzw. Nullzinszeiten stemmen. Die Unternehmen haben Probleme, so die Zinsen zu erwirtschaften. Um die angeschlagenen Versicherungsunternehmen krisenfester zu machen, gibt das Bundesfinanzministerium aktuell keinen Garantiezins mehr vor. So können Versicherer selbst festlegen, wieviel Garantiezins sie anbieten möchten. Bei Lebensversicherungen mit Garantiezins bildet dieser zwar nur einen Teil der Gesamtverzinsung, und es kommen noch zusätzliche Renditen hinzu, wenn Versicherer das Geld der Versicherten besonders gut anlegen. Da die Zinsen für Anleihen krisenfester Staaten aber zurückgehen, schrumpften seit Jahren sowohl Garantiezins als auch Überschussbeteiligungen.

Viele Fachleute raten aus den oben genannten Gründen mittlerweile von einem Neuabschluss einer Kapitallebensversicherung ab, da es keine steuerfreie Auszahlung mehr gibt, die Rendite gering ist, und zwei Dinge verheiratet werden, die nicht zusammen gehören: der Risikoschutz des Todesfalls und die Altersvorsorge. Dies sind zwei konträre Risiken, die nur dazu führen, dass vom entrichteten Beitrag ein hoher Teil in den Risikotopf fließt und gar nicht erst zur Kapitalbildung herangezogen wird. Eine Rentenversicherung mit gleichem Beitrag und Laufzeit wird immer mehr Rendite abwerfen als die Kapitallebensversicherung. Für den simplen Hinterbliebenenschutz reicht eine Risikolebensversicherung. Aus dem letzten Punkt ergibt sich auch eine mangelnde Flexibilität. Muss man einkommensbedingt vielleicht mit dem Sparen aussetzen, so setzt zudem der Risikoschutz aus, was fatale Folgen haben kann, wenn in der Zeit etwas passiert.

Ist es dann sinnvoll, alte Verträge zu kündigen? In vielen Fällen nicht. Eigentlich können Sie sich über einen alten Vertrag freuen. Denn eventuelle zukünftige Garantiezinssenkungen betreffen, wie erwähnt, bei klassischen Versicherungen zunächst nur Neuverträge. BestandskundInnen sind von Senkungen oder Streichungen des Garantiezinses nicht betroffen. Maßgeblich sind die bei Vertragsabschluss gültigen Konditionen, sie gelten für die gesamte Laufzeit. Zudem ist besonders bei Altverträgen, die schon vor 2005 abgeschlossen wurden, zu beachten, dass sie bei der Auszahlung im Alter noch steuerfrei sind, sofern der Vertrag mindestens zwölf Jahre bestanden hat. KundInnen sollten weiterhin bedenken, dass die Kündigung eines laufenden Vertrags fast immer mit Verlusten verbunden ist.

DIE RISIKOLEBENSVERSICHERUNG

Der Zweck einer Risikolebensversicherung ist die Vorsorge für Hinterbliebene. Sie schützt diese vor existenzbedrohenden finanziellen Belastungen.

Sind Sie HauptverdienerIn der Familie, sollten Sie sich über eine Risikolebensversicherung informieren. Denn wenn die HauptverdienerIn stirbt, hat die Familie oft kein Auskommen mehr; häufig müssen sogar noch Schulden abbezahlt werden. Wer also ein Darlehen aufnimmt, beispielsweise für eine Wohnung oder ein Haus, sollte eine Risikolebensversicherung abschließen. Denn wenn die VersicherungskundIn stirbt, zahlt eine solche Versicherung den Hinterbliebenen einen festgelegten Geldbetrag. Im Fall der Fälle können die Hinterbliebenen dann das Darlehen mit der Versicherungsleistung tilgen. Die Beiträge sind relativ gering. Die KundIn kann die genaue Höhe der Versicherungssumme bei Vertragsabschluss bestimmen. Endet der Vertrag zu Lebzeiten des Versicherten, werden keine Leistungen fällig. Eine Risikolebensversicherung ohne Gesundheitsprüfung wie früher gibt es nicht mehr. Versicherer wollen heutzutage das Risiko abschätzen können, mit welcher Wahrscheinlichkeit der Versicherungsfall eintritt. Die Risikolebensversicherung lässt sich durch Zusatzbausteine wie die Berufsunfähigkeits- oder Unfallzusatzversicherung ergänzen.

IMMOBILIEN ALS PRIVATE ALTERSVORSORGE

Viel Geld können Sie in Zeiten explodierender Mietpreie sparen, wenn Sie im Alter in einer abbezahlten Immobilie leben. Der finanzielle Vorteil durch die eigenen vier Wände kann erheblich sein. Eine angenehme Vorstellung. Wohneigentum als ein Baustein neben anderen in der privaten Altersvorsorge hat deshalb für viele einen hohen Stellenwert. Zudem ist eine Mietersparnis frei von Sozialabgaben und Steuern. Das ist ein Vorteil, den viele andere Anlageformen nicht haben - Zinseinkünfte oder realisierte Gewinne bei Aktien müssen versteuert werden. Solche Argumente kommen an: Viele Deutsche wollen gern ein Haus oder eine Wohnung zur Selbstnutzung oder zum Vermieten kaufen, ergeben Umfragen oft. Befragte sehen in der eigenen Immobilie dann gern die ideale Form der Altersvorsorge. Dabei ist das Wohnen nicht wirklich kostenfrei. Kalkulieren müssen Sie, dass Sie lediglich die Kaltmiete sparen – und Sie zahlen oft nach jahrzehntelanger Tilgung dann weiter für fällige Sanierungen, Instandhaltung und Reparaturen, für Heizung, Strom und anders mehr. Dieses müssen Sie bei Ihrer Vorsorgeplanung berücksichtigen. Viele Fachleute meinen: Als Renditeobjekt geht ein Eigenheim deswegen selten auf. Bei den derzeit stark überhöhten Immobilienpreisen ist genau zu planen. Die Rendite, wenn das Objekt vermietet werden soll, ist auf Dauer eher gering und liegt bei nur etwa 2 Prozent. Selbst unter optimalen Bedingungen muss daher eine Immobilie nicht unbedingt die erste Wahl bei der Altersvorsorge sein. Wer zur Miete wohnt und sein Kapital anders anlegt, könnte durchaus besser abschneiden. Eine Immobilie hat allerding neben den materiellen Werten auch ideelle, wie Sicherheit, Freiheit und Unabhängigkeit. Eine Immobilie, heute angeschafft, kann wieder an Wert verlieren. Niemand weiß heute so genau, wie es auf diesem überhitzten Markt weitergeht. Die einen munkeln über eine auf Deutschland zukommende Immobilienblase, die anderen behaupten, dass die Preise noch weiter steigen werden, da aufgrund einiger fehlgeleiteter wohnungspolitischer Eingriffe ein grobes Missverhältnis zwischen Angebot und Nachfrage besteht, der Zuzug aus dem Ausland und in die Städte zunimmt und sich wohl der Kapitalfluss nach Deutschland nicht so schnell abbremsen wird und die Niedrigzinszeit den Markt ankurbelt.

Fazit: Auch beim genauen Studieren der verschiedenen Möglichkeiten und Angebote ist bei der Planung Ihrer Altersvorsorge sicherlich ein sorgfältiges Abwägen angebracht. Am besten mit einer unabhängigen BeraterIn an Ihrer Seite. Vielleicht besitzen Sie schon ausreichenden Schutz, oder es geht nur um eine entsprechende Ergänzung, die Ihre Selbständigkeit ausreichend absichert. Was immer Sie vorhaben: Absolut nicht warten kann beim Start in die Selbständigkeit die Berufshaftpflichtversicherung. Diese ist ab der ersten Behandlung notwendig.

EIN WORT ZUM SCHLUSS

Ich hoffe, Ihnen einen guten Überblick über die Grundzüge des Steuerwesens, der Einordnung und des Umgangs mit verschiedenen Tätigkeiten und den wichtigsten Versicherungen mitgegeben zu haben, damit Sie mit Elan, Mut und Wissen in Ihre Selbständigkeit starten bzw. Ihre laufende Praxis in den Erfolg führen können. Ich wünsche Ihnen gutes Gelingen! Es freut mich, von Ihren Erfahrungen zu hören. Wenn Sie in diesem Buch etwas vermissen oder weitere Inspirationen beitragen möchten, dann treten Sie gerne mit mir in Verbindung. Am einfachsten geht das über meine Mailadresse

contact@campuspsychotherapie.de.

Interessieren Sie sich für eine Aus- oder Weiterbildung? Ein Coaching? Eine Therapie? Möchten Sie etwas für sich selbst tun? Suchen Sie beim Praxisstart als HeilpraktikerIn für Psychotherapie, Psychologische BeraterIn oder FreiberuflerIn im Gesundheitswesen kompetente Begleitung?

Auf meiner Webseite können Sie sich über alle meine Angebote informieren.

Campus Psychotherapie & Lebenskunst

Inge Christine Schuler

Institut & Praxis für Neue Psychotherapie & Traumaintegration

Ausbildung zur HeilpraktikerIn für Psychotherapie

Integratives Coaching & Weiterbildung

Alpenstrasse 7

86459 Gessertshausen/Wollishausen

Tel. 08238/967090

http://www.campuspsychotherapie.de/

ÜBER DIE AUTORIN

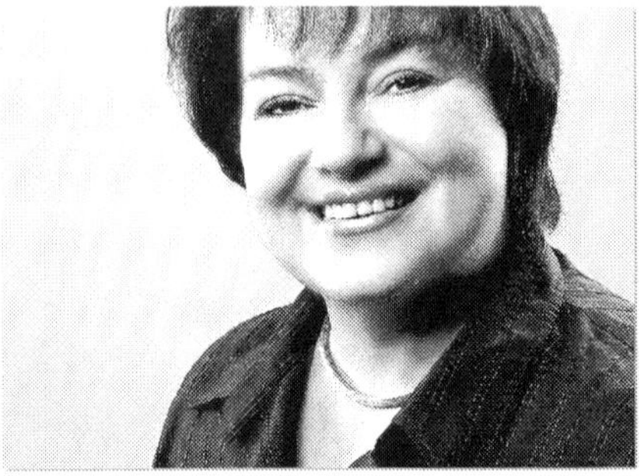

Inge Christine Schuler, Jahrgang 1964, lebt und arbeitet bei Augsburg. Ihren Berufsweg startete Sie im Finanzwesen, ließ sich 1985 zur Ergotherapeutin ausbilden und ist seit 2002 als Heilpraktikerin für Psychotherapie tätig. Ihre Aus- und Weiterbildungen in Körper-, Trauma-, Hypno-, systemischer, lösungsorientierter, energetischer Psychotherapie, Aufstellungsarbeit, EFT* basierter Klopfakupressur, Regressionstherapie, NLP, EMDR, Stillem Qigong und Heil- und Vergebungsarbeit prägen ihr Sein und Handeln. Sie begleitet Menschen bei Veränderungs- und Lösungsprozessen, der Heilung traumatischer Erfahrungen und auf dem Pfad der emotionalen Freiheit sowie des persönlichen Wachstums und der Potentialentfaltung.

An ihrem 2007 gegründeten Institut »Campus Psychotherapie & Lebenskunst« bietet sie die Ausbildung zur HeilpraktikerIn für Psychotherapie, Weiterbildungen und Seminare in den Bereichen Therapie, Selbstheilung und Spiritualität für Fachkräfte und Interessierte an, begleitet HeilberuflerInnen in die Freiberuflichkeit und gibt Supervision. Campus Psychotherapie & Lebenskunst steht für die integrale Sichtweise, dass das Leben ein andauernder Entwicklungsprozess ist, den wir mit geeigneter Begleitung und passenden Werkzeugen bewusst und mit Freude gehen können. Sie liebt den Fluss des Lebens mit all seinen »Überraschungen«, die tiefe Verbindung zur Natur und widmet sich neben ihrer therapeutischen und lehrenden Tätigkeit dem Schreiben, Reisen, Malen und Fotografieren.

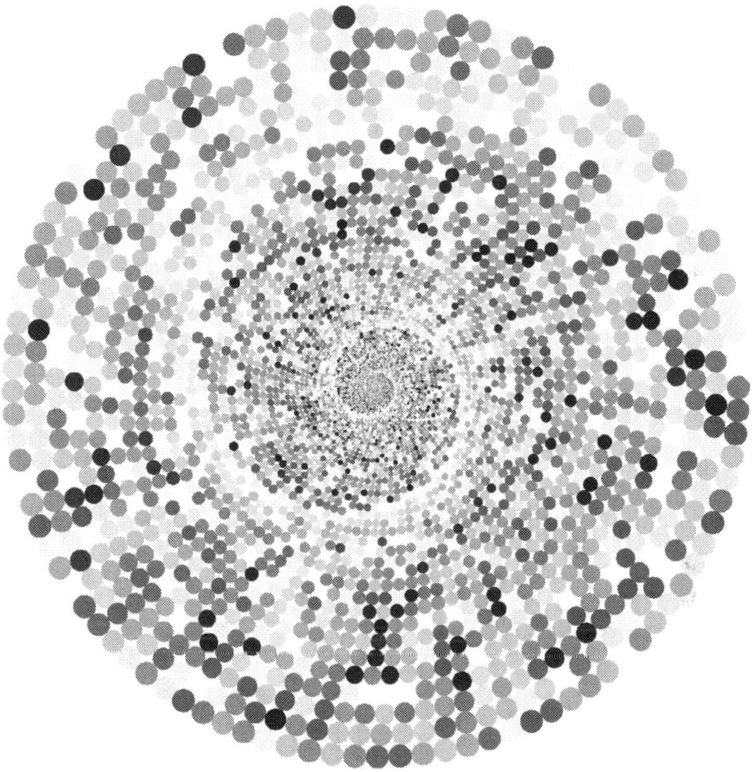

ANHANG: DIE WICHTIGSTEN STEUERFORMULARE

An das Finanzamt

Eingangsstempel oder -datum

Steuernummer

Fragebogen zur steuerlichen Erfassung

☐ **Aufnahme einer gewerblichen, selbständigen (freiberuflichen) oder land- und forstwirtschaftlichen Tätigkeit**

☐ **Beteiligung an einer Personengesellschaft/-gemeinschaft**
– Bitte beantworten Sie nur die Fragen zu Abschnitt 1, Abschnitt 2 – nur Textziffer 2.6, Abschnitt 3 und Abschnitt 8 –

1. Allgemeine Angaben

1.1 Steuerpflichtige(r)/Beteiligte(r)

Name | Vorname

ggf. Geburtsname

Ausgeübter Beruf | Geburtsdatum

Straße

Hausnummer | Hausnummerzusatz | Adressergänzung

Postleitzahl | Wohnort

Postleitzahl | Ort (Postfach) | Postfach

Identifikationsnummer | Identifikationsnummer

Religionsschlüssel:
Evangelisch = EV
Römisch-Katholisch = RK
nicht kirchensteuerpflichtig = VD
weitere siehe Ausfüllhilfe

Religion

Stand der Ehe/eingetragenen Lebenspartnerschaft (Datum = TT.MM.JJJJ)

Verheiratet/Eingetragen seit dem | Verwitwet seit dem | Geschieden/Aufgehoben seit dem | Dauernd getrennt lebend seit dem

1.2 Ehegatte/Ehegattin/eingetragene(r) Lebenspartner(in)

Name | Vorname

ggf. Geburtsname

Ausgeübter Beruf | Geburtsdatum

Falls von den Zeilen 8 und 10 abweichend: Straße

Hausnummer | Hausnummerzusatz | Adressergänzung

Postleitzahl | Wohnort

Identifikationsnummer | Identifikationsnummer

Religionsschlüssel:
Evangelisch = EV
Römisch-Katholisch = RK
nicht kirchensteuerpflichtig = VD

Religion

1.3 Kommunikationsverbindungen

Telefon

Vorwahl international | Vorwahl national | Rufnummer

Vorwahl international | Vorwahl national | Rufnummer

E-Mail

Internetadresse

1.4 Art der Tätigkeit (genaue Bezeichnung des Gewerbezweiges)

Steuernummer

1.5 Bankverbindung(en) für Steuererstattungen/**SEPA-Lastschriftverfahren**

Alle Steuererstattungen sollen an folgende Bankverbindung erfolgen:

IBAN

BIC

Geldinstitut (Name, Ort)

Kontoinhaber(in)
lt. Zeile 5 | lt. Zeile 14 oder: | ggf. abweichende(r) Kontoinhaber(in)

Personensteuererstattungen
(z. B. Einkommensteuer) sollen an folgende Bankverbindung erfolgen:

IBAN

BIC

Geldinstitut (Name, Ort)

Kontoinhaber(in)
lt. Zeile 5 | lt. Zeile 14 oder: | ggf. abweichende(r) Kontoinhaber(in)

Betriebssteuererstattungen
(z. B. Umsatz-, Lohnsteuer) sollen an folgende Bankverbindung erfolgen:

IBAN

BIC

Geldinstitut (Name, Ort)

Kontoinhaber(in)
lt. Zeile 5 | lt. Zeile 14 oder: | ggf. abweichende(r) Kontoinhaber(in)

Möchten Sie am **SEPA-Lastschriftverfahren,** dem für beide Seiten einfachsten Zahlungsweg, teilnehmen?

Ja. Das ausgefüllte SEPA-Lastschriftmandat ist beigefügt.

1.6 Steuerliche Beratung

Nein | Ja

Firma

oder

Name | Vorname

Straße

Hausnummer | Hausnummerzusatz | Adressergänzung

Postleitzahl | Ort

Postleitzahl | Ort (Postfach) | Postfach

Kommunikationsverbindungen

Telefon

Vorwahl international | Vorwahl national | Rufnummer

E-Mail

Steuernummer

1.7 Empfangsbevollmächtigte(r) für alle Steuerarten

Die unter Tz. 1.6 angegebene steuerliche Beratung ist empfangsbevollmächtigt. Die gesonderte Vollmacht ist beigefügt.

oder

Firma

oder

Name | Vorname

Straße

Hausnummer | Hausnummerzusatz | Adressergänzung

Postleitzahl | Ort

Postleitzahl | Ort (Postfach) | Postfach

Kommunikationsverbindungen

Telefon:

Vorwahl international | Vorwahl national | Rufnummer

E-Mail

Die gesonderte **Vollmacht** für Zeile 52 oder 53 ist beigefügt.

1.8 Bisherige persönliche Verhältnisse

Falls Sie innerhalb der letzten 12 Monate zugezogen sind: | Zugezogen am (TT.MM.JJJJ)

Straße

Hausnummer | Hausnummerzusatz | Adressergänzung

Postleitzahl | Wohnort

Postleitzahl | Ort (Postfach) | Postfach

Waren Sie (oder ggf. Ihr(e) Ehegatte/Ehegattin/eingetragene(r) Lebenspartner(in)) in den letzten drei Jahren für Zwecke der Einkommensteuer steuerlich erfasst?

Nein | Ja | Finanzamt

Steuernummer

2. Angaben zur gewerblichen, selbständigen (freiberuflichen) oder land- und forstwirtschaftlichen Tätigkeit

2.1 Anschrift des Unternehmens

Bezeichnung

Straße

Hausnummer | Hausnummerzusatz | Adressergänzung

Postleitzahl | Ort

Postleitzahl | Ort (Postfach) | Postfach

ggf. abweichender Ort der Geschäftsleitung

Straße

Hausnummer | Hausnummerzusatz | Adressergänzung

Postleitzahl | Ort

Kommunikationsverbindungen

Telefon:

Vorwahl international | Vorwahl national | Rufnummer

E-Mail

Internetadresse

Steuernummer

2.2 Beginn der Tätigkeit (inklusive Vorbereitungshandlungen)

(TT.MM.JJJJ)

2.3 Betriebsstätten

Werden in mehreren Gemeinden Betriebsstätten unterhalten? ☐ Nein

☐ Ja

lfd. Nr. 0 0 1

Bezeichnung

Anschrift, Straße

Hausnummer | Hausnummerzusatz | Adressergänzung

Postleitzahl | Ort

Telefon:
Vorwahl international | Vorwahl national | Rufnummer

lfd. Nr. 0 0 2

Bezeichnung

Anschrift, Straße

Hausnummer | Hausnummerzusatz | Adressergänzung

Postleitzahl | Ort

Telefon:
Vorwahl international | Vorwahl national | Rufnummer

Bei mehr als zwei Betriebsstätten: ☐ Gesonderte Aufstellung ist beigefügt.

2.4 Handelsregistereintragung

☐ Ja, seit

☐ Nein

☐ Eine Eintragung ist beabsichtigt.

☐ Antrag beim Handelsregister gestellt

am (TT.MM.JJJJ)

beim Amtsgericht

Ort

Registernummer

2.5 Gründungsform (Bitte ggf. die entsprechenden Verträge beifügen!)

(Datum = TT.MM.JJJJ)

☐ Neugründung zum

☐ Verlegung zum

☐ Übernahme (z. B. Kauf, Pacht, Vererbung, Schenkung) zum

☐ Umwandlung/Einbringung/Verschmelzung zum

Vorheriges Unternehmen: Firma

oder

Name | Vorname

Straße

Hausnummer | Hausnummerzusatz | Adressergänzung

Postleitzahl | Ort

Finanzamt | Steuernummer

ggf. Umsatzsteuer-Identifikationsnummer

Steuernummer

2.6 Bisherige betriebliche Verhältnisse

Ist in den letzten fünf Jahren schon ein Gewerbe, eine selbständige (freiberufliche) oder eine land- und forstwirtschaftliche Tätigkeit ausgeübt worden oder waren Sie an einer Personengesellschaft oder zu mindestens 1 % an einer Kapitalgesellschaft beteiligt?

☐ Nein ☐ Ja

Art der Tätigkeit/Beteiligung

Ort

Dauer vom bis (TT.MM.JJJJ)

Finanzamt Steuernummer

ggf. Umsatzsteuer-Identifikationsnummer

3. Angaben zur Festsetzung der Vorauszahlungen (Einkommensteuer, Gewerbesteuer)

	im Jahr der Betriebseröffnung		im Folgejahr	
3.1 Voraussichtliche Einkünfte aus	Steuerpflichtige(r) EUR	Ehegatte(in)/Lebenspartner(in) EUR	Steuerpflichtige(r) EUR	Ehegatte(in)/Lebenspartner(in) EUR
Land- und Forstwirtschaft				
Gewerbebetrieb				
Selbständiger Arbeit				
Nichtselbständiger Arbeit				
Kapitalvermögen				
Vermietung und Verpachtung				
Sonstigen Einkünften (z. B. Renten)				
3.2 Voraussichtliche Höhe der				
Sonderausgaben				
Steuerabzugsbeträge				

4. Angaben zur Gewinnermittlung

Gewinnermittlungsart

☐ Einnahmenüberschussrechnung

☐ Vermögensvergleich (Bilanz)

Hinweis: *Die Eröffnungsbilanz ist gemäß § 5b Abs. 1 Satz 5 EStG nach amtlich vorgeschriebenen Datensatz durch Datenfernübertragung zu übermitteln.*

☐ Gewinnermittlung nach Durchschnittssätzen (nur bei Land- und Forstwirtschaft)

☐ Sonstige (z. B. § 5a EStG)

Liegt ein vom Kalenderjahr abweichendes Wirtschaftsjahr vor?

☐ Nein ☐ Ja, Beginn (TT.MM.JJJJ)

5. Freistellungsbescheinigung gemäß § 48b Einkommensteuergesetz (EStG) („Bauabzugsteuer")

Das Merkblatt zum Steuerabzug bei Bauleistungen steht Ihnen im Internet unter www.bzst.de zum Download zur Verfügung. Sie können es aber auch bei Ihrem Finanzamt erhalten.

☐ Ich beantrage die Erteilung einer Bescheinigung zur Freistellung vom Steuerabzug bei Bauleistungen gemäß § 48b EStG.

6. Angaben zur Anmeldung und Abführung der Lohnsteuer

Zahl der Arbeitnehmer (einschließlich Aushilfskräfte) Insgesamt a) davon Familienangehörige b) davon geringfügig Beschäftigte

Beginn der Lohnzahlungen (TT.MM.JJJJ)

Anmeldungszeitraum (voraussichtliche Lohnsteuer im Kalenderjahr)

☐ **monatlich** (mehr als 4.000 EUR) ☐ **vierteljährlich** (mehr als 1.080 EUR) ☐ **jährlich** (nicht mehr als 1.080 EUR)

Steuernummer

Die für die Lohnberechnung maßgebenden Lohnbestandteile werden zusammengefasst im Betrieb/Betriebsteil:

Bezeichnung

Straße

Hausnummer | Hausnummerzusatz | Adressergänzung

Postleitzahl | Ort

7. Angaben zur Anmeldung und Abführung der Umsatzsteuer

7.1 Summe der Umsätze (geschätzt)

im Jahr der Betriebseröffnung EUR | im Folgejahr EUR

7.2 Geschäftsveräußerung im Ganzen (§ 1 Abs. 1a Umsatzsteuergesetz (UStG))

Es wurde ein Unternehmen oder ein in der Gliederung eines Unternehmens gesondert geführter Betrieb erworben:

☐ Nein ☐ Ja (siehe Eintragungen zu Tz. 2.6 Übernahme)

7.3 Kleinunternehmer-Regelung

☐ Der auf das Kalenderjahr hochgerechnete Gesamtumsatz wird die Grenze von 17.500 EUR voraussichtlich nicht überschreiten. Es wird die Kleinunternehmer-Regelung (§ 19 Abs. 1 UStG) in Anspruch genommen.

In Rechnungen wird keine Umsatzsteuer gesondert ausgewiesen und es kann kein Vorsteuerabzug geltend gemacht werden.

Hinweis: *Angaben zu Tz. 7.8 sind nicht erforderlich; Umsatzsteuer-Voranmeldungen sind grundsätzlich nicht zu übermitteln.*

☐ Der auf das Kalenderjahr hochgerechnete Gesamtumsatz wird die Grenze von 17.500 EUR voraussichtlich nicht überschreiten. Es wird auf die Anwendung der Kleinunternehmer-Regelung verzichtet.

Die Besteuerung erfolgt nach den allgemeinen Vorschriften des Umsatzsteuergesetzes **für mindestens fünf Kalenderjahre** (§ 19 Abs. 2 UStG); Umsatzsteuer-Voranmeldungen sind monatlich in elektronischer Form authentifiziert zu übermitteln.

7.4 Organschaft (§ 2 Abs. 2 Nr. 2 UStG)

☐ Ich bin Organträger folgender Organgesellschaft:

Firma

Straße

Hausnummer | Hausnummerzusatz | Adressergänzung

Postleitzahl | Ort

Postleitzahl | Ort (Postfach) | Postfach

Rechtsform

Beteiligungsverhältnis (Bruchteil) /

Finanzamt | Steuernummer

ggf. Umsatzsteuer-Identifikationsnummer

Hinweis: *Weitere organschaftliche Verbindungen bitte in einer Anlage (formlos) mitteilen.*

7.5 Steuerbefreiung

Es werden ganz oder teilweise steuerfreie Umsätze gem. § 4 UStG ausgeführt:

☐ Nein ☐ Ja Art des Umsatzes/der Tätigkeit (§4Nr. UStG)

7.6 Steuersatz

Es werden Umsätze ausgeführt, die ganz oder teilweise dem ermäßigten Steuersatz gem. § 12 Abs. 2 UStG unterliegen:

☐ Nein ☐ Ja Art des Umsatzes/der Tätigkeit (§ 12 Abs. 2 Nr. UStG)

7.7 Durchschnittssatzbesteuerung

Es werden ganz oder teilweise Umsätze ausgeführt, die der Durchschnittssatzbesteuerung gem. § 24 UStG unterliegen:

☐ Nein ☐ Ja Art des Umsatzes/der Tätigkeit (§ 24 Abs. 1 Nr. UStG)

Steuernummer

7.8 Soll-/Istversteuerung der Entgelte

Ich berechne die Umsatzsteuer nach

- vereinbarten Entgelten **(Sollversteuerung).**
- vereinnahmten Entgelten. Ich beantrage hiermit die **Istversteuerung,** weil
  - der auf das Kalenderjahr hochgerechnete Gesamtumsatz für das Gründungsjahr voraussichtlich nicht mehr als 500.000 EUR betragen wird.
  - ich von der Verpflichtung, Bücher zu führen und auf Grund jährlicher Bestandsaufnahmen regelmäßig Abschlüsse zu machen, nach § 148 Abgabenordnung (AO) befreit bin.
  - ich Umsätze ausführe, für die ich als Angehöriger eines freien Berufs im Sinne von § 18 Abs. 1 Nr. 1 des Einkommensteuergesetzes weder buchführungspflichtig bin noch freiwillig Bücher führe.

7.9 Umsatzsteuer-Identifikationsnummer

Ich **benötige** für die Teilnahme am innergemeinschaftlichen Waren- und Dienstleistungsverkehr eine Umsatzsteuer-Identifikationsnummer (USt-IdNr.).

Hinweis: *Bei Vorliegen einer Organschaft ist die USt-IdNr. der Organgesellschaft vom Organträger zu beantragen.*

Ich **habe bereits** für eine frühere Tätigkeit folgende USt-IdNr. erhalten:

USt-IdNr. Vergabedatum: (TT.MM.JJJJ)

7.10 Steuerschuldnerschaft des Leistungsempfängers bei Bau- und/oder Gebäudereinigungsleistungen

Es wird die Erteilung eines Nachweises zur Steuerschuldnerschaft des Leistungsempfängers bei Bau- und/oder Gebäudereinigungsleistungen (Vordruck USt 1 TG) beantragt.

- Der Umfang der ausgeführten **Bauleistungen** i. S. des § 13b Abs. 2 Nr. 4 UStG beträgt voraussichtlich mehr als 10 % des Weltumsatzes (Summe der im Inland steuerbaren und nicht steuerbaren Umsätze).
- Der Umfang der ausgeführten **Gebäudereinigungsleistungen** i. S. des § 13b Abs. 2 Nr. 8 UStG beträgt voraussichtlich mehr als 10 % des Weltumsatzes (Summe der im Inland steuerbaren und nicht steuerbaren Umsätze).

Hinweis: *Die Voraussetzungen zur Erteilung der Bescheinigung sind in geeigneter Weise in einer Anlage glaubhaft zu machen.*

7.11 Besonderes Besteuerungsverfahren „Mini-one-stop-shop“

Nur bei Ausführung von Telekommunikationsleistungen, Rundfunk- und Fernsehdienstleistungen oder auf elektronischem Weg erbrachten sonstigen Leistungen durch einen in einem anderen EU-Mitgliedstaat ansässigen Unternehmer an einen im Inland ansässigen Nichtunternehmer:

Ich nehme das besondere Besteuerungsverfahren („Mini-one-stop-shop“) in Anspruch. Die entsprechenden Umsätze erkläre ich über die zuständige Behörde in meinem Ansässigkeitsstaat.

8. Angaben zur Beteiligung an einer Personengesellschaft/-gemeinschaft

Bezeichnung der Gesellschaft / Gemeinschaft

Straße

Hausnummer | Hausnummerzusatz | Adressergänzung

Postleitzahl | Ort

Postleitzahl | Ort (Postfach) | Postfach

Finanzamt | Steuernummer

(Fügen Sie bitte eine Kopie des Gesellschaftsvertrags bei!)

Hinweis: *Die mit diesem Fragebogen angeforderten Daten werden aufgrund der §§ 85, 88, 90, 93 und 97 AO erhoben.*

Ort, Datum

Unterschrift des/der Steuerpflichtigen und ggf. des Ehegatten/der Ehegattin bzw. des/der eingetragenen Lebenspartners/Lebenspartnerin bzw. des/der Vertreter(s) oder Bevollmächtigten

Steuernummer

Anlagen:

- Teilnahmeerklärung für das SEPA-Lastschriftverfahren (Tz. 1.5)
- Empfangsvollmacht (Tz. 1.7)
- Aufstellung über Betriebsstätten (Tz. 2.3)
- Verträge bei Übernahme bzw. Umwandlung (Tz. 2.5)
- Weitere organschaftliche Verbindungen (Tz. 7.4)
- Gesellschaftsvertrag (Tz. 8)

Finanzamt

2016

Name des Steuerpflichtigen bzw. der Gesellschaft/Gemeinschaft/Körperschaft

Vorname

Anlage EÜR

Bitte für jeden Betrieb eine gesonderte Anlage EÜR übermitteln!

(Betriebs-)Steuernummer

77 | 16 | 1

99 | 15

Einnahmenüberschussrechnung

nach § 4 Abs. 3 EStG für das Kalenderjahr 2016

		Beginn			Ende
davon abweichend	131		2016	132	

Art des Betriebs	100	
Rechtsform des Betriebs		
Einkunftsart	103	Land- und Forstwirtschaft = 1, Gewerbebetrieb = 2, Selbständige Arbeit = 3
Betriebsinhaber	104	Stpfl./Ehemann/Lebenspartner(in) A/Gesellschaft/Körperschaft = 1, Ehefrau/Lebenspartner(in) B = 2, Beide Ehegatten/Lebenspartner(innen) = 3

Wurde im Kalenderjahr/Wirtschaftsjahr der Betrieb veräußert oder aufgegeben? (Bitte Zeile 78 beachten)	111	Ja = 1
Wurden im Kalenderjahr/Wirtschaftsjahr Grundstücke/grundstücksgleiche Rechte entnommen oder veräußert?	120	Ja = 1 oder Nein = 2

1. Gewinnermittlung

99 | 20

Betriebseinnahmen

		EUR	Ct
Betriebseinnahmen als umsatzsteuerlicher **Kleinunternehmer** (nach § 19 Abs. 1 UStG)	111		
davon nicht steuerbare Umsätze sowie Umsätze nach § 19 Abs. 3 Satz 1 Nr. 1 und 2 UStG	119	*(weiter ab Zeile 17)*	
Betriebseinnahmen als **Land- und Forstwirt**, soweit die Durchschnittssatzbesteuerung nach § 24 UStG angewandt wird	104		
Umsatzsteuerpflichtige Betriebseinnahmen	112		
Umsatzsteuerfreie, nicht umsatzsteuerbare Betriebseinnahmen sowie Betriebseinnahmen, für die der Leistungsempfänger die Umsatzsteuer nach § 13b UStG schuldet	103		
Vereinnahmte Umsatzsteuer sowie Umsatzsteuer auf unentgeltliche Wertabgaben	140		
Vom Finanzamt erstattete und ggf. verrechnete Umsatzsteuer	141		
Veräußerung oder Entnahme von Anlagevermögen	102		
Private Kfz-Nutzung	106		
Sonstige Sach-, Nutzungs- und Leistungsentnahmen	108		
Auflösung von Rücklagen und Ausgleichsposten (Übertrag aus Zeile 89)		0,00	
Summe Betriebseinnahmen (Übertrag in Zeile 71)	159	0,00	

99 | 25

Betriebsausgaben

		EUR	Ct
Betriebsausgabenpauschale **für bestimmte Berufsgruppen** und/oder Freibetrag nach § 3 Nr. 26, 26a und/oder 26b EStG	190		
Sachliche Bebauungskostenpauschale für **Weinbaubetriebe**/ Betriebsausgabenpauschale für **Forstwirte**	191		
Waren, Rohstoffe und Hilfsstoffe einschl. der Nebenkosten	100		
Bezogene Fremdleistungen	110		
Ausgaben für eigenes Personal (z. B. Gehälter, Löhne und Versicherungsbeiträge)	120		

Absetzung für Abnutzung (AfA)

AfA auf unbewegliche Wirtschaftsgüter (ohne AfA für das häusliche Arbeitszimmer)	136		
AfA auf immaterielle Wirtschaftsgüter (z. B. erworbene Firmen-, Geschäfts- oder Praxiswerte)	131		
AfA auf bewegliche Wirtschaftsgüter (z. B. Maschinen, Kfz)	130		
Übertrag (Summe Zeilen 23 bis 30)		0,00	

(Betriebs-)Steuernummer

		EUR Ct
Übertrag (Summe Zeilen 23 bis 30)		0,00
Sonderabschreibungen nach § 7g Abs. 5 und 6 EStG	134	
Herabsetzungsbeträge nach § 7g Abs. 2 Satz 2 EStG (Erläuterungen auf gesondertem Blatt)	138	
Aufwendungen für geringwertige Wirtschaftsgüter nach § 6 Abs. 2 EStG	132	
Auflösung Sammelposten nach § 6 Abs. 2a EStG	137	
Restbuchwert der ausgeschiedenen Anlagegüter	135	
Nicht abziehbare Beträge (AfA und Restbuchwerte)	139 –	

Raumkosten und sonstige Grundstücksaufwendungen

(ohne häusliches Arbeitszimmer)

Miete/Pacht für Geschäftsräume und betrieblich genutzte Grundstücke	150	
Aufwendungen für doppelte Haushaltsführung (z. B. Miete)	152	
Sonstige Aufwendungen für betrieblich genutzte Grundstücke (ohne Schuldzinsen und AfA)	151	

Sonstige unbeschränkt abziehbare Betriebsausgaben

Aufwendungen für Telekommunikation (z. B. Telefon, Internet)	280	
Übernachtungs- und Reisenebenkosten bei Geschäftsreisen des Steuerpflichtigen	221	
Fortbildungskosten (ohne Reisekosten)	281	
Kosten für Rechts- und Steuerberatung, Buchführung	194	
Miete/Leasing für bewegliche Wirtschaftsgüter (ohne Kraftfahrzeuge)	222	
Beiträge, Gebühren, Abgaben und Versicherungen (ohne solche für Gebäude und Kraftfahrzeuge)	223	
Werbekosten (z. B. Inserate, Werbespots, Plakate)	224	
Schuldzinsen zur Finanzierung von Anschaffungs- und Herstellungskosten von Wirtschaftsgütern des Anlagevermögens (ohne häusliches Arbeitszimmer)	232	
Übrige Schuldzinsen	234	
Gezahlte Vorsteuerbeträge	185	
An das Finanzamt gezahlte und ggf. verrechnete Umsatzsteuer (Die Regelung zum 10-Tageszeitraum nach § 11 Abs. 2 Satz 2 EStG ist zu beachten.)	186	
Rücklagen, stille Reserven und/oder Ausgleichsposten (Übertrag aus Zeile 89)		0,00
Übrige unbeschränkt abziehbare Betriebsausgaben	183	

Beschränkt abziehbare Betriebsausgaben und Gewerbesteuer

		nicht abziehbar EUR Ct		abziehbar EUR Ct
Geschenke	164		174	
Bewirtungsaufwendungen	165		175	
Verpflegungsmehraufwendungen			171	
Aufwendungen für ein häusliches Arbeitszimmer (einschl. AfA und Schuldzinsen)	162		172	
Sonstige beschränkt abziehbare Betriebsausgaben	163		177	
Gewerbesteuer	217		218	

Kraftfahrzeugkosten und andere Fahrtkosten

Leasingkosten	144	
Steuern, Versicherungen und Maut	145	
Sonstige tatsächliche Fahrtkosten ohne AfA und Zinsen (z. B. Reparaturen, Wartungen, Treibstoff, Kosten für Flugstrecken, Kosten für öffentliche Verkehrsmittel)	146	
Fahrtkosten für nicht zum Betriebsvermögen gehörende Fahrzeuge (Nutzungseinlage)	147	
Kraftfahrzeugkosten für Wege zwischen Wohnung und erster Betriebsstätte; Familienheimfahrten (pauschaliert oder tatsächlich)	142 –	
Mindestens abziehbare Kraftfahrzeugkosten für Wege zwischen Wohnung und erster Betriebsstätte (Entfernungspauschale); Familienheimfahrten	176 +	
Summe Betriebsausgaben (Übertrag in Zeile 72)	199	0,00

Ermittlung des Gewinns

			EUR Ct
Summe der Betriebseinnahmen (Übertrag aus Zeile 22)			0,00
abzüglich Summe der Betriebsausgaben (Übertrag aus Zeile 65)		−	0,00
zuzüglich			
– Hinzurechnung der Investitionsabzugsbeträge nach § 7g Abs. 2 Satz 1 EStG aus 2013 (Erläuterungen auf gesondertem Blatt)	180	+	
– Hinzurechnung der Investitionsabzugsbeträge nach § 7g Abs. 2 Satz 1 EStG aus 2014 (Erläuterungen auf gesondertem Blatt)	181	+	
– Hinzurechnung der Investitionsabzugsbeträge nach § 7g Abs. 2 Satz 1 EStG aus 2015 (Erläuterungen auf gesondertem Blatt)	182	+	
– Gewinnzuschlag nach § 6c i. V. m. § 6b Abs. 7 und 10 EStG	123	+	
abzüglich			
– Investitionsabzugsbeträge nach § 7g Abs. 1 EStG	187	−	
Hinzurechnungen und Abrechnungen bei Wechsel der Gewinnermittlungsart (Erläuterungen auf gesondertem Blatt)	250		
Ergebnisanteile aus Beteiligungen an Personengesellschaften	255		
Korrigierter Gewinn/Verlust	290		

		Gesamtbetrag		Korrekturbetrag
Bereits berücksichtigte Beträge, für die das Teileinkünfteverfahren bzw. § 8b KStG gilt	261		262	

Steuerpflichtiger Gewinn/Verlust vor Anwendung des § 4 Abs. 4a EStG	293		
Hinzurechnungsbetrag nach § 4 Abs. 4a EStG	271	+	
Steuerpflichtiger Gewinn/Verlust	219		0,00

Nur bei Personengesellschaften/gesonderten Feststellungen:
Anzusetzender steuerpflichtiger Gewinn/Verlust nach Anwendung des § 4 Abs. 4a EStG ohne Berücksichtigung des Teileinkünfteverfahrens bzw. § 8b KStG (Betrag lt. Zeile 80 zuzüglich Betrag lt. Zeile 83)

(zu erfassen in den Zeilen 5, 6 und/oder 8 der Anlage FE 1 bzw. in Zeile 4 der Anlage FG)

2. Ergänzende Angaben

99 | 27

Rücklagen und stille Reserven
(Erläuterungen auf gesondertem Blatt)

		Bildung/Übertragung EUR Ct		Auflösung EUR Ct
Rücklagen nach § 6c i. V. m. § 6b EStG, R 6.6 EStR	187		120	
Übertragung von stillen Reserven nach § 6c i. V. m. § 6b EStG, R 6.6 EStR	170			
Ausgleichsposten nach § 4g EStG	191		125	
Gesamtsumme	190	0,00	124	0,00
		(Übertrag in Zeile 51)		(Übertrag in Zeile 21)

Rückgängigmachung von Investitionsabzugsbeträgen nach § 7g Abs. 3 und 4 EStG
(Erläuterungen jeweils auf gesondertem Blatt)

		EUR Ct
– in 2012 abgezogen	179	
– in 2013 abgezogen	180	
– in 2014 abgezogen	181	
– in 2015 abgezogen	182	

3. Zusätzliche Angaben bei Einzelunternehmen

99 | 29

Entnahmen und Einlagen i. S. d. § 4 Abs. 4a EStG

		EUR Ct
Entnahmen einschl. Sach-, Leistungs- und Nutzungsentnahmen	122	
Einlagen einschl. Sach-, Leistungs- und Nutzungseinlagen	123	

Name des Steuerpflichtigen bzw. der Gesellschaft/Gemeinschaft/Körperschaft

(Betriebs-)Steuernummer

Anlage AVEÜR 2016

Anlageverzeichnis/Ausweis des Umlaufvermögens[1] zur Anlage EÜR

77 | 16 | 1
99 | 40

Gruppe/ Bezeichnung des Wirtschaftsguts	Anschaffungs-/ Herstellungskosten/ Einlagewert EUR | Ct	Buchwert zu Beginn des Gewinnermittlungszeitraums EUR | Ct	Zugänge EUR | Ct	Sonderabschreibung nach § 7g Abs. 5 und 6 EStG EUR | Ct	AfA/ Auflösungsbetrag EUR | Ct	Abgänge (insgesamt Übertrag in Zeile 35 der Anlage EÜR)[3] EUR | Ct	Buchwert am Ende des Gewinnermittlungszeitraums EUR | Ct
Grundstücke und grundstücksgleiche Rechte Grund und Boden	100	101	102			105	106
Gebäude	110	111	112		114	115	116
Andere (z. B. grundstücksgleiche Rechte)	120	121	122		124	125	126
Summe					190 (Übertrag in Zeile [illegible] der Anlage EÜR)		
Häusliches Arbeitszimmer Anteil Grund und Boden	200	201	202			205	206
Gebäudeteil	210	211	212		214 (zu erfassen in Zeile 56 der Anlage EÜR)	215	216
Immaterielle Wirtschaftsgüter	320	321	322		324 (Übertrag in Zeile [illegible] der Anlage EÜR)	325	326
Bewegliche Wirtschaftsgüter (ohne GWG) Kraftfahrzeuge	400	401	402	403	404	405	406
Büroausstattung	410	411	412	413	414	415	416
Andere	420	421	422	423	424	425	426
Summe				480 (Übertrag in Zeile 31 der Anlage EÜR)	490 (Übertrag in Zeile [illegible] der Anlage EÜR)		
Sammelposten 2016			432		434		436
Sammelposten 2015	440	441			444		446
Sammelposten 2014	450	451			454		456
Sammelposten 2013	460	461			464		466
Sammelposten 2012	470	471			474		
Summe					499 (Übertrag in Zeile 34 der Anlage EÜR)		
Finanzanlagen Anteile an Unternehmen etc. [2]	500	501	502			505	506
Andere	510	511	512			515	516
Umlaufvermögen [1]	600		602			605 (zu erfassen in Zeile 25 der Anlage EÜR)	606

Name

Vorname

Anlage S

Jeder Ehegatte / Lebenspartner mit Einkünften aus selbständiger Arbeit hat eine eigene Anlage S abzugeben.

Steuernummer

☐ stpfl. Person / Ehemann / Lebenspartner(in) A

☐ Ehefrau / Lebenspartner(in) B

Einkünfte aus selbständiger Arbeit

Bei Inanspruchnahme der §§ 4g, 6b, 6c, 7g EStG und / oder R 6.6 EStR und bis zur vollständigen Auflösung / Übertragung, bei Ausführung umsatzsteuerpflichtiger Umsätze unter Verzicht auf die Kleinunternehmerregelung sowie bei Betriebseinnahmen ab 17.5003ist für jeden Betrieb, soweit keine Bilanz erstellt wird, zusätzlich eine Anlage EÜR elektronisch zu übermitteln. Eine Bilanz ist stets elektronisch zu übermitteln.

Gewinn (ohne die Beträge in den Zeilen 31, 35 und 40; bei ausländischen Einkünften: Anlage AUS beachten) **22**

		EUR
aus freiberuflicher Tätigkeit (genaue Berufsbezeichnung oder Tätigkeit)	100/300	,–
aus einer weiteren freiberuflichen Tätigkeit (genaue Berufsbezeichnung oder Tätigkeit)	101/301	,–
lt. gesonderter Feststellung (Finanzamt und Steuernummer)	110/310	,–
aus Beteiligung (Gesellschaft, Finanzamt und Steuernummer) 1. Beteiligung	120/320	,–
aus allen weiteren Beteiligungen	130/330	,–
aus Gesellschaften / Gemeinschaften / ähnlichen Modellen i. S. d. § 15b EStG		,–
aus sonstiger selbständiger Arbeit (z. B. als Aufsichtsratsmitglied)	140/340	,–
aus allen weiteren Tätigkeiten (genau bezeichnen)	150/350	,–
In den Zeilen 4 bis 8, 10 und 11 nicht enthaltener steuerfreier Teil der Einkünfte, für die das **Teileinkünfteverfahren** gilt – Berechnung lt. gesonderter Aufstellung –	160/360	,–
In den Zeilen 4 bis 8 enthaltene positive Einkünfte i. S. d. § 2 Abs. 4 UmwStG	131/331	,–
Steuerpflichtiger Teil der Leistungsvergütungen als Beteiligter einer Wagniskapitalgesellschaft, die **vor** dem 1.1.2009 gegründet wurde (§ 18 Abs. 1 Nr. 4 EStG) Gesellschaft, Finanzamt und Steuernummer	170/370	,–
Steuerpflichtiger Teil der Leistungsvergütungen als Beteiligter einer Wagniskapitalgesellschaft, die **nach** dem 31.12.2008 gegründet wurde (§ 18 Abs. 1 Nr. 4 EStG) Gesellschaft, Finanzamt und Steuernummer	180/380	,–

Ich beantrage für den in den Zeilen 4 bis 8 und 35 enthaltenen Gewinn die Begünstigung nach § 34a EStG und / oder es wurde zum 31.12.2015 ein nachversteuerungspflichtiger Betrag festgestellt. Einzureichende **Anlage(n) 34a** — Anzahl

Steuernummer, Name und Vorname

Veräußerungsgewinn vor Abzug etwaiger Freibeträge bei Veräußerung / Aufgabe eines ganzen Betriebs, eines Teilbetriebs, eines ganzen **Mitunternehmeranteils** (§ 16 EStG)

		EUR
Veräußerungsgewinn, für den der **Freibetrag nach § 16 Abs. 4 EStG** wegen dauernder Berufsunfähigkeit oder Vollendung des 55. Lebensjahres **beantragt** wird. Für nach dem 31.12.1995 erfolgte Veräußerungen / Aufgaben wurde der Freibetrag nach § 16 Abs. 4 EStG bei keiner Einkunftsart in Anspruch genommen.	200/400	,—
In Zeile 31 enthaltener steuerpflichtiger Teil, für den das **Teileinkünfteverfahren** gilt	210/410	,—
Auf den Veräußerungsgewinn lt. Zeile 31 wurde zumindest teilweise § 6b oder § 6c EStG angewendet.	201/401	1 = Ja
Veräußerungsgewinn lt. Zeile 31, für den der **ermäßigte Steuersatz** des § 34 Abs. 3 EStG wegen dauernder Berufsunfähigkeit oder Vollendung des 55. Lebensjahres beantragt wird. Für nach dem 31.12.2000 erfolgte Veräußerungen / Aufgaben wurde der ermäßigte Steuersatz des § 34 Abs. 3 EStG bei keiner Einkunftsart in Anspruch genommen.	220/420	,—
Veräußerungsgewinn(e), für den / die der **Freibetrag nach § 16 Abs. 4 EStG nicht beantragt** wird oder **nicht zu gewähren** ist	230/430	,—
In Zeile 35 enthaltener steuerpflichtiger Teil, für den das **Teileinkünfteverfahren** gilt	240/440	,—
Auf den / die Veräußerungsgewinn(e) lt. Zeile 35 wurde zumindest teilweise § 6b oder § 6c EStG angewendet.	231/431	1 = Ja, für die / alle Veräußerung(en) 2 = Ja, aber nicht für alle Veräußerungen
In Zeile 35 enthaltener Veräußerungsgewinn, für den der **ermäßigte Steuersatz** des § 34 Abs. 3 EStG wegen dauernder Berufsunfähigkeit oder Vollendung des 55. Lebensjahres beantragt wird. Für nach dem 31.12.2000 erfolgte Veräußerungen / Aufgaben wurde der ermäßigte Steuersatz des § 34 Abs. 3 EStG bei keiner Einkunftsart in Anspruch genommen.	250/450	,—
In Zeile 38 enthaltener steuerpflichtiger Teil, für den das **Teileinkünfteverfahren** gilt	260/460	,—
Veräußerungsverlust nach § 16 EStG	270/470	,—
In Zeile 40 enthaltener steuerpflichtiger Teil, für den das **Teileinkünfteverfahren** gilt	280/480	,—

Zu den Zeilen 31 bis 39:
Erwerber ist eine Gesellschaft, an der die veräußernde Person oder ein Angehöriger beteiligt ist (lt. gesonderter Aufstellung).

Sonstiges

		EUR
In den Zeilen 4 bis 11 enthaltene begünstigte sonstige Gewinne i. S. d. § 34 Abs. 2 Nr. 2 bis 4 EStG	190/390	,—
Saldo aus **Entnahmen und Einlagen** i. S. d. § 4 Abs. 4a EStG im Wirtschaftsjahr (bei mehreren Betrieben Erläuterungen lt. gesonderter Aufstellung)		,—
Schuldzinsen aus der Finanzierung von Anschaffungs- / Herstellungskosten von Wirtschaftsgütern des **Anlagevermögens**		,—

Einnahmen aus der nebenberuflichen Tätigkeit als

		Gesamtbetrag		davon als steuerfrei behandelt	Rest enthalten in Zeile(n)
	191/391	€	192/392	€	
	193/393	€	194/394	€	

– Bitte weiße Felder ausfüllen oder ☒ ankreuzen, Anleitung beachten –

2016

Steuernummer

Name des Unternehmers

Anlage UR zur Umsatzsteuererklärung

99 11

A. Innergemeinschaftliche Erwerbe

		Bemessungsgrundlage ohne Umsatzsteuer volle EUR		Steuer EUR	Ct
Steuerfreie innergemeinschaftliche Erwerbe nach §§ 4b und 25c UStG	791				
Steuerpflichtige innergemeinschaftliche Erwerbe (§ 1a UStG)					
zum Steuersatz von 19 %	781				
zum Steuersatz von 7 %	793				
zu anderen Steuersätzen	798		799		
neuer Fahrzeuge (§ 1b Abs. 2 und 3 UStG) von Lieferern **ohne** USt-IdNr. zum allgemeinen Steuersatz	794		796		
Summe (zu übertragen in Zeile 93 der Steuererklärung)					

B. Innergemeinschaftliche Dreiecksgeschäfte (§ 25b UStG)

		Bemessungsgrundlage ohne Umsatzsteuer volle EUR		Steuer EUR	Ct
Lieferungen des **ersten Abnehmers**	742				
Lieferungen, für die der letzte Abnehmer die Umsatzsteuer schuldet					
zum Steuersatz von 19 %	751				
zum Steuersatz von 7 %	746				
zu anderen Steuersätzen	747		748		
Summe (zu übertragen in Zeile 94 der Steuererklärung)					

C. Leistungsempfänger als Steuerschuldner (§ 13b UStG)

		Bemessungsgrundlage ohne Umsatzsteuer volle EUR		Steuer EUR	Ct
Steuerpflichtige sonstige Leistungen eines im übrigen Gemeinschaftsgebiet ansässigen Unternehmers (§ 13b Abs. 1 UStG)	846		847		
Andere Leistungen eines im Ausland ansässigen Unternehmers (§ 13b Abs. 2 Nr. 1 und 5 Buchst. a UStG)	871		872		
Lieferungen sicherungsübereigneter Gegenstände und Umsätze, die unter das GrEStG fallen (§ 13b Abs. 2 Nr. 2 und 3 UStG)	873		874		
Lieferungen von Mobilfunkgeräten, Tablet-Computern, Spielekonsolen und integrierten Schaltkreisen (§ 13b Abs. 2 Nr. 10 UStG)	844		845		
Andere Leistungen (§ 13b Abs. 2 Nr. 4, 5 Buchst. b, Nr. 6 bis 9 und 11 UStG)	877		878		
Summe (zu übertragen in Zeile 95 der Steuererklärung)					

D. Steuerschuldner bei Auslagerung (§ 13a Abs. 1 Nr. 6 UStG)

		Bemessungsgrundlage ohne Umsatzsteuer volle EUR		Steuer EUR	Ct
Lieferungen, die der Auslagerung vorangegangen sind (§ 4 Nr. 4a Satz 1 Buchst. a Satz 2 UStG)	852		853		
Summe (zu übertragen in Zeile 96 der Steuererklärung)					

E. Steuerfreie Lieferungen, sonstige Leistungen und unentgeltliche Wertabgaben

		Bemessungsgrundlage ohne Umsatzsteuer **volle EUR**
Steuerfreie Umsätze mit Vorsteuerabzug		
a) **Innergemeinschaftliche Lieferungen** (§ 4 Nr. 1 Buchst. b UStG) an Abnehmer **mit** USt-IdNr.	741	
neuer Fahrzeuge an Abnehmer **ohne** USt-IdNr.	744	
neuer Fahrzeuge außerhalb eines Unternehmens (§ 2a UStG)	749	
b) **Weitere steuerfreie Umsätze mit Vorsteuerabzug** (z. B. nach § 4 Nr. 1 Buchst. a, 2 bis 7 UStG)		
Ausfuhrlieferungen und Lohnveredelungen an Gegenständen der Ausfuhr (§ 4 Nr. 1 Buchst. a UStG)		
Umsätze nach § ______ UStG		
Umsätze im Sinne des Offshore-Steuerabkommens, des Zusatzabkommens zum NATO-Truppenstatut und des Ergänzungsabkommens zum Protokoll über die NATO-Hauptquartiere		
Reiseleistungen nach § 25 Abs. 2 UStG		
Summe der Zeilen 37 bis 40	237	
Steuerfreie Umsätze ohne Vorsteuerabzug		
a) **nicht zum Gesamtumsatz** (§ 19 Abs. 3 UStG) gehörend nach § 4 Nr. 12 UStG (Vermietung und Verpachtung von Grundstücken usw.)	286	
nach § 4 Nr. ______ UStG	287	
Summe der Zeilen 43 und 44		
b) **zum Gesamtumsatz** (§ 19 Abs. 3 UStG) gehörend		
nach § ______ UStG	240	

F. Ergänzende Angaben zu Umsätzen

Umsätze, die auf Grund eines Verzichts auf Steuerbefreiung (§ 9 UStG) als steuerpflichtig behandelt worden sind		
Steuerpflichtige Umsätze im Sinne des § 13b Abs. 2 Nr. 2 bis 4, 5 Buchst. b, Nr. 6 bis 9 und 11 UStG eines im Inland ansässigen Unternehmers, für die der Leistungsempfänger die Umsatzsteuer schuldet	209	
Steuerpflichtige Umsätze im Sinne des § 13b Abs. 2 Nr. 10 UStG eines im Inland ansässigen Unternehmers, für die der Leistungsempfänger die Umsatzsteuer schuldet	210	
Beförderungs- und Versendungslieferungen in das übrige Gemeinschaftsgebiet (§ 3c UStG)		
a) in Abschnitt C der Steuererklärung (Hauptvordruck USt 2 A) enthalten	208	
b) in anderen EU-Mitgliedstaaten zu versteuern	206	
Nicht steuerbare Geschäftsveräußerung im Ganzen gem. § 1 Abs. 1a UStG	211	
Nicht steuerbare sonstige Leistungen gem. § 18b Satz 1 Nr. 2 UStG	721	
Übrige nicht steuerbare Umsätze (Leistungsort nicht im Inland)	205	
In den Zeilen 55, 57 und 58 enthaltene Umsätze, die nach § 15 Abs. 2 und 3 UStG den Vorsteuerabzug ausschließen	204	
Auf die inländischen Streckenanteile entfallende Umsätze grenzüberschreitender Personenbeförderungen im Luftverkehr (§ 26 Abs. 3 UStG)	212	

ERFOLGREICH SELBSTÄNDIG ALS HEILPRAKTIKERIN FÜR PSYCHOTHERAPIE

In dieser Reihe erscheinen neben dem vorliegenden Buch in den Jahren 2017 und 2018

Band 1: Sicher & kompetent am Telefon – wie der Erstkontakt mit Ihren KlientInnen gelingt

Band 3: Korrekte Rechnungsstellung für Selbstzahler & nach GebüH

Band 4: Praxismanagement, Rechtliches & Behandlungsvertrag

Band 5: Businessplan, Honorargestaltung & Praxiswerbung

Jeweils als Softcoverausgabe und als E-Book.

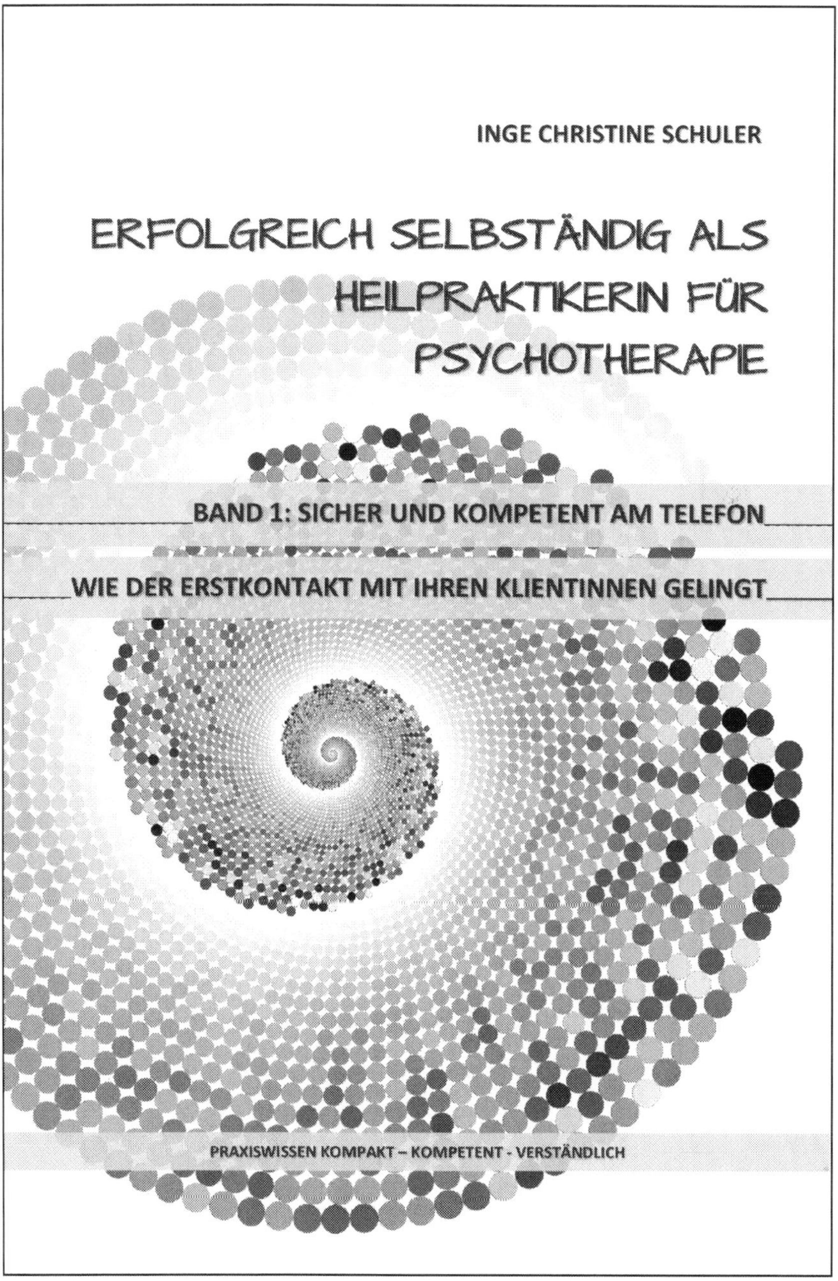
INGE CHRISTINE SCHULER
ERFOLGREICH SELBSTÄNDIG ALS HEILPRAKTIKERIN FÜR PSYCHOTHERAPIE
BAND 1: SICHER UND KOMPETENT AM TELEFON
WIE DER ERSTKONTAKT MIT IHREN KLIENTINNEN GELINGT
PRAXISWISSEN KOMPAKT – KOMPETENT - VERSTÄNDLICH

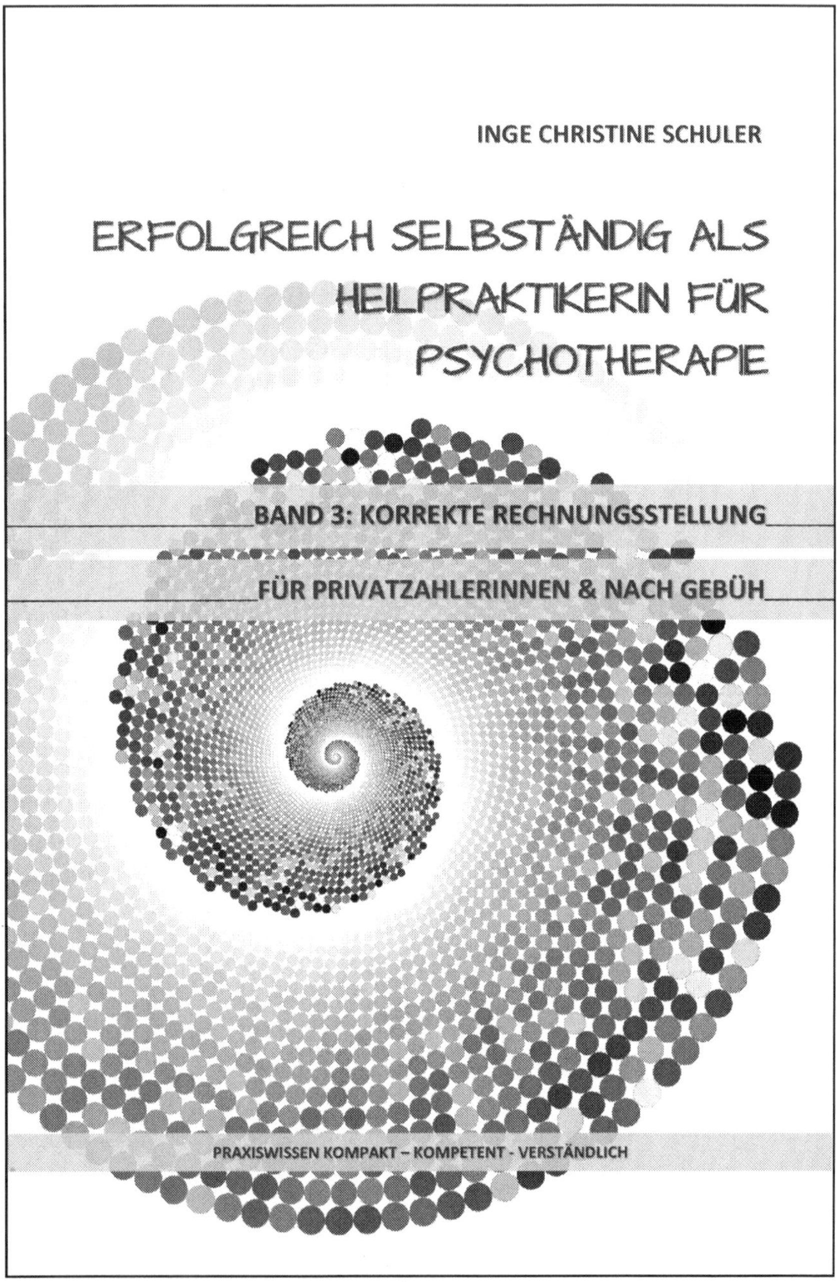
INGE CHRISTINE SCHULER
ERFOLGREICH SELBSTÄNDIG ALS
HEILPRAKTIKERIN FÜR
PSYCHOTHERAPIE
BAND 3: KORREKTE RECHNUNGSSTELLUNG
FÜR PRIVATZAHLERINNEN & NACH GEBÜH
PRAXISWISSEN KOMPAKT – KOMPETENT - VERSTÄNDLICH

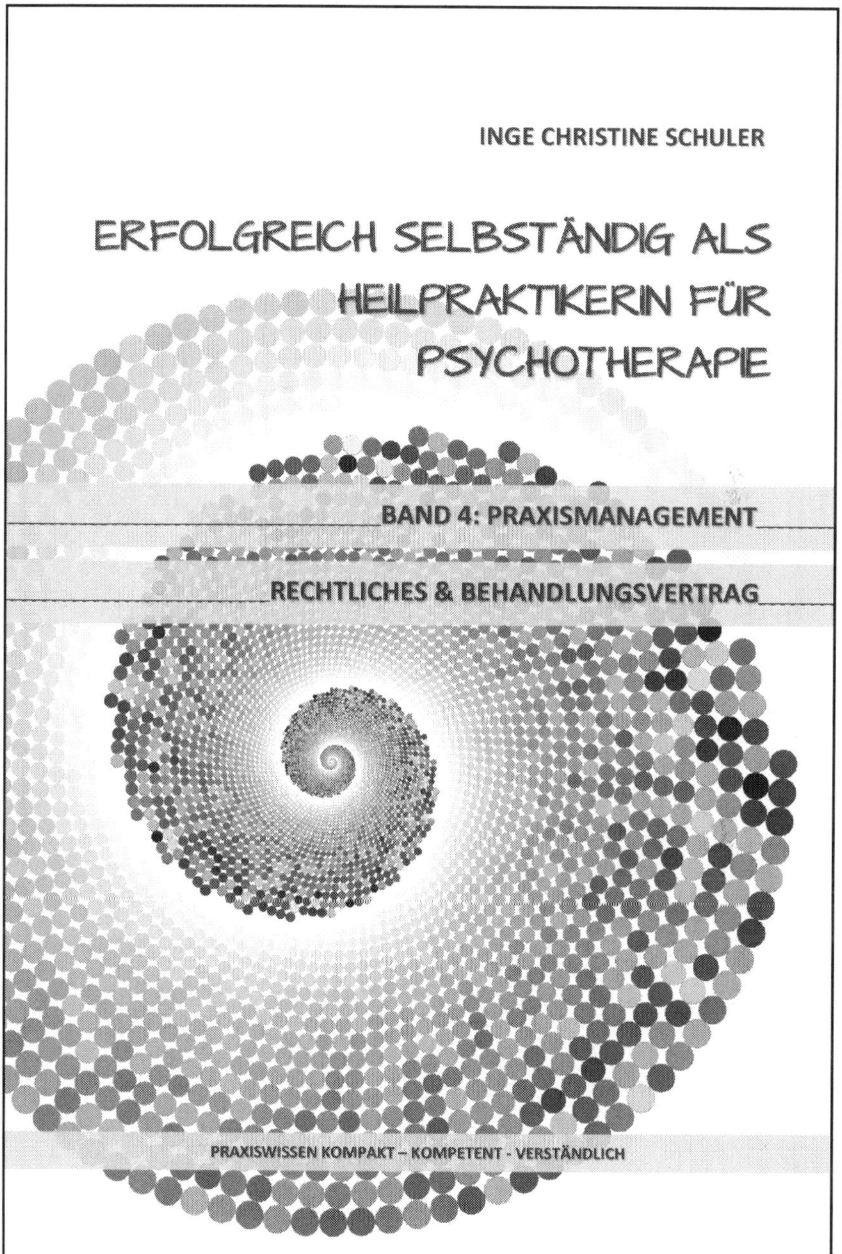
INGE CHRISTINE SCHULER
ERFOLGREICH SELBSTÄNDIG ALS HEILPRAKTIKERIN FÜR PSYCHOTHERAPIE
BAND 4: PRAXISMANAGEMENT
RECHTLICHES & BEHANDLUNGSVERTRAG
PRAXISWISSEN KOMPAKT – KOMPETENT - VERSTÄNDLICH

INGE CHRISTINE SCHULER

ERFOLGREICH SELBSTÄNDIG ALS HEILPRAKTIKERIN FÜR PSYCHOTHERAPIE

BAND 5: BUSINESSPLAN

HONORARGESTALTUNG & PRAXISWERBUNG

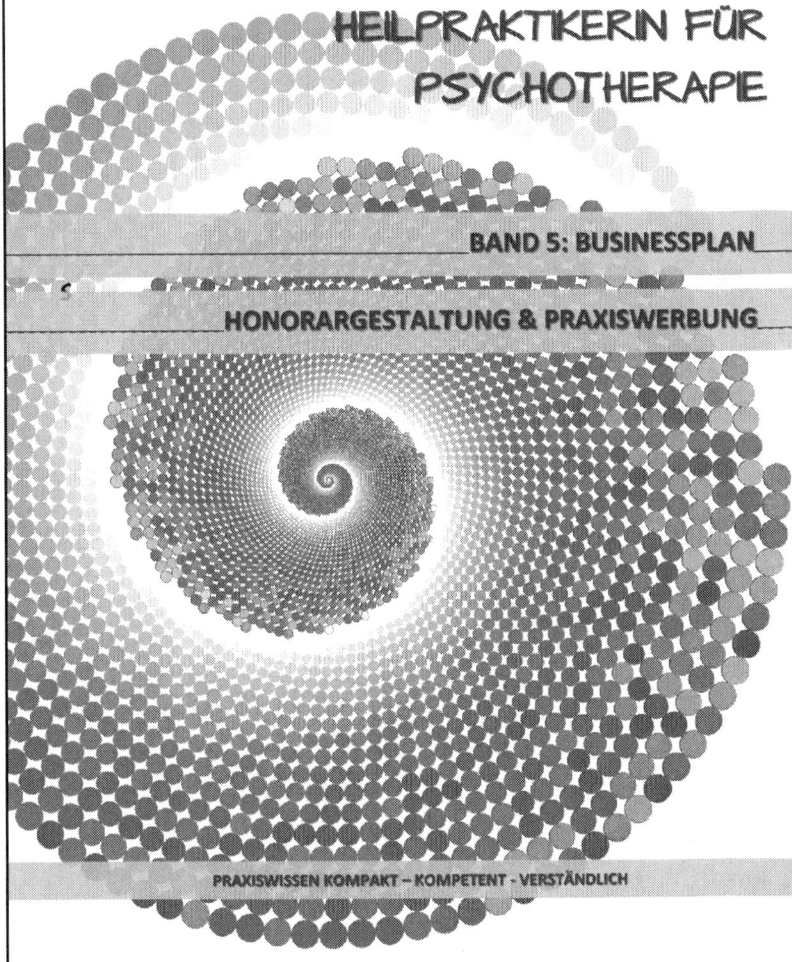

PRAXISWISSEN KOMPAKT – KOMPETENT - VERSTÄNDLICH

Printed in Poland
by Amazon Fulfillment
Poland Sp. z o.o., Wrocław

71900297R00105